MINYING YIYUAN ZHEXIENIAN

民营医院这些年

● 夏子金　李苑立　著

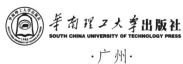

华南理工大学出版社
SOUTH CHINA UNIVERSITY OF TECHNOLOGY PRESS

·广州·

图书在版编目（CIP）数据

民营医院这些年/夏子金，李苑立著 . —广州：华南理工大学出版社，（2021.4 重印）

ISBN 978 – 7 – 5623 – 6145 – 9

Ⅰ . ①民… Ⅱ . ①夏… ②李… Ⅲ . ①民营经济 – 医院 – 经营管理 – 研究 – 中国 Ⅳ . ①R197.32

中国版本图书馆 CIP 数据核字（2019）第 231696 号

民营医院这些年

夏子金 李苑立 著

出 版 人：**卢家明**

出版发行：华南理工大学出版社

（广州五山华南理工大学 17 号楼，邮编 510640）

http://www.scutpress.com.cn E-mail：scutc13@scut.edu.cn

营销部电话：020 – 87113487 87111048（传真）

责任编辑：陈苑雯 卢家明

印 刷 者：广州市新怡印务股份有限公司

开 本：787mm×960mm 1/16 印张：15.5 字数：229 千

版 次：2020 年 1 月第 1 版 2021 年 4 月第 2 次印刷

定 价：56.00 元

序　言

　　总结经验是一项很重要的事情。在应邀给《民营医院这些年》一书作序时，我翻阅了书稿，这是一份讲述民营医院近30年来发展状况的经验小结；同时，这份经验小结也让我对民营医院有了一个基本认识。民营医院因改革开放而诞生，作为我国以公有制为主体的医疗体制的一种积极补充，它的出现打破了公立医院一统天下的格局，让人民群众看病多了一种选择，在解决人民群众看病难、看病贵的问题上起到了一定的积极作用。

　　近十几年来，国家出台了一系列政策文件，积极鼓励支持民间办医，从而涌现出一大批新兴的民营医院。目前民营医院数量已达两万余家，超过了公立医院的数量。一批高水平民营医院在崛起，开始从质量上与公立医院对标看齐。医院是重要的民生领域，医院的高质量发展是全体人民的福祉。

　　像许多新生事物一样，民营医院从诞生的第一天开始，就面临着是是非非。而为了适应社会发展的需要，民营医院付出了不少的努力。一方面，民营医院在政府的督导下，不断修正不足之处；另一方面，民营医院积极引进先进管理经验，提升自身整体素质。目前，民营医院越来越被人民群众接受和喜爱。然而研究民营医院发展的书籍不多，夏子金先生和李苑立先生撰写的《民营医院这些年》一书是我看到的反映民营医院发展情况的第一本书。

　　该书认真总结了民营医院发展正反两方面的历史经验、教训，系统梳理了政府支持、鼓励民营医院发展的政策文件，实事求是地反思了民营医院在发展进程中曾出现过的诸多问题，并提出了一系列有针对性的发展对策，这给行业发展带来了宝贵经验，值得我们肯定。

众所周知，习近平总书记在改革开放 40 周年上的重要讲话以及 2018 年在全国民营经济大会上的重要讲话，都宣示了我国改革开放的大门会越开越大，党和国家对民营经济的关心和期望不会减少。这些新时代的重要论述是指引民营医院进一步发展壮大的力量源泉。

当前，中国医疗行业像其他领域一样，正面临着深刻的变革，如医生多点自由执业、医疗集团的涌现、医学检验第三方市场的兴起、互联网＋医疗模式的普及化等。国家也出台了《"健康中国 2030"规划纲要》，一个全新的大健康时代已经来临。民营医院的发展，既有新机遇，又有新挑战。在这机遇与挑战并存的时代，民营医院如何与公立医院同行，贯彻落实好"健康中国"战略并担负起应有的责任？这是一个全民关心的大课题，本书对此进行了探讨，值得研读。

我 16 岁参加抗美援朝，两次立功，1952 年负伤后回国在东北军区第 26 军陆军医院（后转为南京军区后勤部 454 医院）养伤，我痊愈后留在医院工作了 3 年，才转业到地方政府工作。像本书的作者之一的夏子金先生一样，我与部队医院也有着不解之缘。60 多年前的那段难忘经历，让我对医院怀有深厚的情感。1957 年考入北京大学法律系后，我主要从事法治及人权研究，而医院是保障健康和生命权的重要阵地，研究医院管理很有意义。基于此，我欣然为本书作序。

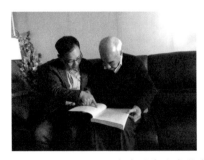 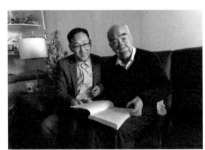

李步云先生在北京家中阅读本书书稿

中国社会科学院荣誉学部委员

享受国务院政府特殊津贴专家

李步云

2019 年 3 月 12 日于北京潘家园寓所

前　言

　　"没有全民健康，就没有全面小康。"党的十九大将实施健康中国战略纳入国家整体发展战略，具有重大的现实意义和深远的历史意义。我大学的学长，我国著名骨科专家、第二军医大学长征医院骨科主任侯春林教授在西安对我说："夏院长，你办了这么多家民营医院，又办得这么好，应该好好总结一下经验，以飨后人。"侯教授的话在我耳边久久回荡。

　　其实，早在十年前，我就开始总结和研究民营医院的发展历程，结合自己创办民营医院的经历，与作家胡晓轩合著了《民营医院这些年》一书，并于2010年10月由广东人民出版社出版发行，当时出版社审查非常严格。那时办民营医院极其艰难，书中反映了大量创办民营医院的艰难历程，实际上是对政府有关部门提了些意见。但在最终出版时，因为受到多种因素的影响，这些意见皆被一一修改或删除。我觉得，少了对一些尖锐问题的探讨，那本书就失去了一些精髓，也有违写作的初衷。这是我心头之痛，也一直在我的内心深处纠结着。

　　两岸猿声啼不住，轻舟已过万重山。改革开放的大潮滚滚向前，在这个大潮中，十年弹指一挥，变化巨大。政府积极鼓励和支持社会资本进入医疗行业，出台了一系列扶持民营医院的政策，使我国民营医院得到了快速发展。过去的十年，可以说是民营医院发展的黄金十年。自2015年开始，民营医院的数量首次超过公立医院，一大批高水平、高质量的大型民营医院不断涌现，尽管民营医院的阵容实力还远远没有公立医院强大，但民营医院的快速发展前景是被人们看好的，这也反映了我国社会经济发展的一个闪光点。民营医院发展的生动局面使我异常感动，经侯教授提醒，我产生了想再版《民营医院这些年》一书的冲动，说是再版，其实是站在十年改革之后的再一次重书。

我是1994年从部队医院院长位置退下来办医的，刚开始办诊所，后来逐步发展到办医院，可以说是经历了我国民营医院发展的全过程，见证了中华大地上一大批民营医院的迅速崛起，也曾经考察过日本、美国和欧洲的私人医院，对创办民营医院有着切身感受。随着时代的变迁，我对民营医院的认识也逐步深入，对党和政府有关民营医院的政策的理解也愈发深刻。因此我认为自己有责任、也有义务认真总结创办民营医院的经验和教训，把我国民营医院发展的这段波澜壮阔的历史真实地记录下来。除了叙述自己有限的办医经验之外，我也查阅了一些业内资料，将共性的内容整理归纳，辑而成书，希望能和我的同行们交流心得体会，为那些想投身医疗行业的创业者们提供一些借鉴，为民营医院的建设和发展、为人民的健康事业做出应有的贡献。

一本书的出版和发行往往带有时效性，为了加快该书出版发行的步伐，我特地邀请了资深记者李苑立先生合作撰写此书，李记者敏锐的洞察力和深厚的文字功底为本书增添了新的智慧，推动了本书的创作，使得本书能较快成稿。

由于本人的水平和时间精力有限，本书肯定仍存在许多不足之处，希望借此能够抛砖引玉，引起业界共鸣。在此书出版之际，我也再次为曾合作撰写第一版《民营医院这些年》的胡晓轩先生表示哀悼和纪念。胡先生因肝癌于2011年9月去世，现以此书告慰这位研究民营医院的先行者。

最后，对所有支持、鼓励和帮助我撰写此书的亲朋好友们，表示诚挚的感谢！

夏子金

2018 年 12 月于广州

目 录
MULU

 行业总结篇

 经营案例篇

目 录
MULU

行业总结篇

HANGYEZONGJIEPIAN

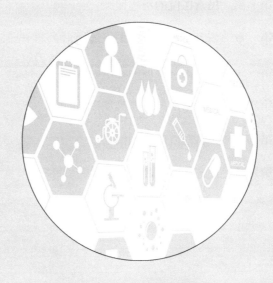

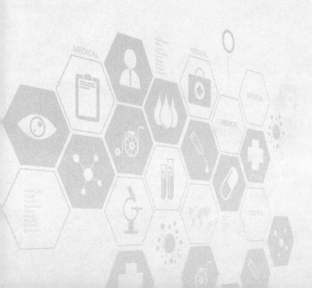

第一章
民营医院的历程回顾

随着社会的发展，健康已经成为世界发展议程的中心议题，成为衡量经济社会发展和人民幸福的综合尺度。很多国家和地区主动研究、制定、实施健康战略，并且得到广大人民的支持与社会认同。2018 年 2 月 7 日，党的十八届五中全会作出了推进健康中国建设的决策部署。同年 10 月，国务院发布了《"健康中国 2030"规划纲要》，明确了行动纲领。党的十九大将实施健康中国战略提升到国家整体战略层面统筹推进。从全面建成小康社会到基本实现现代化，再到全面建成社会主义现代化强国，健康中国战略将在每一个阶段与整体战略紧密衔接，发挥重要支撑作用，这也给我国民营医院的发展带来了巨大的历史机遇。

长风几万里，吹度玉门关。在看到民营医院欣欣向荣步入高质量发展的同时，我们也简要回顾一下民营医院的发展历程，总结经验，反思教训，行稳致远。我国的民营医院之所以起步较晚、发展相对滞后，主要还是因为在党的十八大之前，要创办好一家民营医院，往往会遭遇到各种困难。与创办其他的企业类型有所不同，医院是一个救死扶伤的机构，无论是公立的还是民营的，其基本原则都是治病救人、保障患者生命安全。这一原则放之四海皆准。正是因为这一条基本原则，政府在开办民营医院方面谨小慎微，从客观上导致了民营医院的发展在很长一段时间内举步维艰。回顾我国民营医院近 30 年的发展历程，梳理曾经遭遇的困惑，对今天行业的良性发展仍有一定的意义。

一、营利与非营利的定性问题

在讲述这个问题之前，我们先要知道什么是医疗机构分类管理制度。按照国际惯例，我国的医疗机构也分为非营利性和营利性两大类。非营利性医疗机构在医疗服务体系中占主导地位，享受相应的税收优惠政策。政府主办的非营利性医疗机构由同级财政给予合理补助，并按扣除财政补助和药品差价收入后的成本制定医疗服务价格；其他非营利性医疗机构不享受政府补助，医疗服务价格执行政府指导价。营利性医疗机构的医疗服务价格放开，依法自主经营，照章纳税。

国家《关于城镇医疗机构分类管理的实施意见》规定："城镇个体诊所、私立医院、股份制、股份合作制和中外合资合作医疗机构一般定为营利性医疗机构。"正因为如此，绝大多数的民营医院都被定性为营利性医院，因而也就取消了民营医院在税收方面的优惠。这道栏杆就把民营医院拦住了，要跟公立医院竞争，首先要跃过这道栏杆，才能去追赶公立医院。

问题到此似乎没有了进路，实则不然。中国民间资本嗅觉非常灵敏。特别是在改革开放初期，"胆子大"的、敢为人先的往往能抓住机遇。民营医院被一刀切地定为营利性医院，而公立医院虽然是非营利性的，但并不是原来的铁板一块的管理方式，它正处于政策的松动期，允许小范围内合作办医，给民间办医打开了一道小窗口。那些对政策特别敏感的人或者说头脑很精明的人马上能从中嗅出商机的味道。"春江水暖鸭先知"，如果不是在长期的市场博弈中熬过来的人，没有洞察生存环境细微变化能力的人，是无法捕捉到这种市场先机的。所以，这种情况下，许多社会资本采取托管、合资、并购等方式迂回进入公立医院以取得非营利性医院资格。尽管以这种方式进入医疗市场的难度比新建一所医院更大，但不少社会资本却乐此不疲，因为这样不仅可以取得医疗定点资格，而且可以享受非营利性医院免税的政策。目前，并没有相关政策硬性规定，通过以上方式转化成名义上的公立医院、实际上的民营医院后，一定要转为营利性医院。

人们常说钻"空子"，所谓钻空子实际上得有"变通"的可能性或者给"变通"提供了前提条件。很显然这种变通引来了专家的质疑。一位业内专家认为，公立医院和社会资本混合经营的弊端在于，由于两者性质、目的不同，资本的意志最终将使得公立医院背离初衷。投资者可以采用多种手法来转移利润，比如成立体外公司，将医院的这些经营活动转移到体外公司，医院的成本则成为体外公司的收入，甚至还可以制造更多的关联交易，如把基建、设备、物流、物业管理、后勤服务等转包给体外公司。医院投资大，回报周期较长，前期开销大，后期回报稳定，虽然正规的投资者不少，但亦不排除社会资本投资医院的趋利性。比如，社会资本若没有很好的退出渠道，将迫使其追求短期效益，选择"既然投入就要盈利，一旦盈利马上又准备退出"的方式。这种情况，将会进一步导致性质和问题复杂化。当然，最后还是会将板子打到民营医院的身上，这种"曲线救国"的做法产生的不良后果是显而易见的。

专家站在国有资产不流失的角度来看问题，自然有维护国家利益的立场，但专家的出发点和看问题的基点都是基于对民营医院的不重视。在有些专家的眼中，只有国有，没有民营。一些人一直理所当然地认为公立的才是靠得住的，民营的都是靠不住的，这种歧视逻辑对社会的平衡发展是非常有害的。有关人士反驳，不能光把板子打在民营医院身上，现在已经有不少公立医院超出了非营利性医院基本医疗服务的范围，如涉及美容、整形这样的营利性项目，这在不公平的基础上造成了新的不公平。面对种种不公平的竞争，作为草根的民营医院，它们总得找到适合自己的生存发展方式。每一家民营医院都在努力拓展着自己的生存空间。生存还是毁灭，对民营医院来说是一个大问题。

二、为何不能成为医保定点医院

同样都是医院却不能享受"医保"待遇，这个困惑一直困扰着民营医院。客观地讲，民营医院一般都能进门诊医保，而住院医保则控制得比较严，但公立医院的情况就不一样了，它们全都无条件地进医保。医保对于民营医院来说不是可有可无的，而是至关重要的，这意味着民营医院是否能与公立医院站在同一起跑线上。新华网资料显示，2004年上海有1700万常住人口，约有1000万人享有基本医疗保险，民营医院因为没有医保定点资格而只能为700万人服务，这700万人同时也是有医保资格的公立医院的服务对象，真正留给民营医院的份额实在少之又少。在目前的形势下，对民营医院来说，能否成为医保定点单位，在很大程度上关系到民营医院的生存。给医院戴上一顶"医保定点"的红帽子，不仅仅是"患者来源"稳定的保证，更是政府层面上对民营医院的一种信任。不给民营医院戴，等于是一种变相的否认。这自然会令民营医院感到难堪，并引起民营医院的焦虑，同时也会引起消费者的不信任。政策是由具体的人来制定的，在某种程度上讲，地方政策的制定与推行与当时的思想认识分不开。早期对所有的民营医院都划一道线，将其排除在医保定点之外，有思想不够开放的主观原因，也有行业发展自身不足的客观原因。随着时代的发展与前进，今天医保定点政策已经全面放开，民营医院当年的困扰已经烟消云散。之所以要回顾这段艰难的历程，还是希望以此为鉴，在未来的发展道路上，行业的参与者与管理者之间要多一些交流，多一些理解，在寻找共识上更容易达成一致，少走弯路，为医疗改革提供难得的宝贵经验。

民营医院申请医保的路可谓艰难而曲折。我们了解到某市一家民营医院申请医保的"天路历程"。这家中等规模的民营医院是2000年正式批准营业的，属于比较早期的民营医院。起先，他们申请住院医保，得到的答复是已批准了他们的门诊医保，但住院医保条件还不成熟，要等待时机。谁知这一等就等了5年。5年后，也就是2005年，他们再次去申请，这次的答复不是条件不成熟，而是电脑软件容积率不够，等软件扩容后再商定，这一等又是 3 年。3 年时间过去了，到了 2008 年，容积率问题解决了，新的问题又来了，社保局在报纸上发布公告，将民营医院申请医保的时间、地点、要求做了统一安排。于是该院又按照社保局的"统一安排"马不停蹄地申请住院医保。出人意料的是，社保局要求该院提供卫生部门评定的医院等级证书，即该院属于什么等级的医院。这让该院顿时傻了眼，医院评定等级是 20 世纪 90 年代初的事，那时全国搞过一次等级评审，此后再没有评过等级医院，而且所有的民营医院都没有评过等级。该院只得去找所属的区卫生局提供帮助。区卫生局认为，以前全区管辖的公立医院申请医保都不需要提供等级医院的证明，为什么你们医院申请医保要等级证明？区卫生局不仅不愿开具这种证明，还怀疑医院是不是趁机搞什么名堂，引起了一场小误会。因为开不出等级医院的证明，该院申请医保的事又泡汤了。转眼到了 2009 年，该院觉得被动地坐等机会几乎不可能申请医保，于是主动出击，再次申请医保。医保部门这回终于受理了该院的申请，这让该院抱有很大的希望，但接到社保局通知，要派一名负责医保的人员参加医保知识考试。考试过后，社保局通知该院考试不及格，医院申请不了医保。该院院长慨叹，办院 10 年，申请医保 10 年，被拒门外又 10 年。

回顾二十年前的那段民营医院的办医历程，上述个案可能有一定代表性，从今天的大好局面再观察，那些艰辛都只是改革大潮中的一朵浪花，"青山遮不住，毕竟东流去"，对这些民营办医的艰辛历程进行记录，也从另一个侧面展现了我国改革开放进程的艰巨。社会进步总是在曲折中进行的。今天民营医院在数量上已经超过了公立医院，正在从数量向质量转变，站在历史的维度，让我们对未来发展更有信心！

三、有的地方对民营医院实行弹性准入政策

民营医院普遍遭遇到准入难的问题。一些民营医院投资人看准某地的医疗市场前景，欲前往投资兴办一所医院，但结果往往是无功而返。在大

多数人看来，既然医疗领域已向民营资本开放，那么，具备条件的就应该准许进入，而事实是，许多地方的医疗主管部门并不会因为你的实力雄厚就批准你在当地办一所民营医院，因为医院事关生命保障，民营医院能不能牢固树立救死扶伤的为人民服务的宗旨，在很长一段时间里，很让主管部门放心不下，为了保证这一点，不少审批手续严之又严，审批过程缓慢，甚至与主管领导的更替等息息相关。职能部门由于掌握着发牌的权力，手中的牌往往高高地举起，又无声地落下。如果这张牌落在了谁手中，当然不是谁好运中了彩，而是经过一番费尽心机的努力，或者是在实力的比拼之后才得到（这种实力既包括资本实力，也包括政商关系）。得到者自然不是平凡之辈，一般都有着通天的本事或背景，因此往往会引来其他人的羡慕与效仿，这就使得民营医疗领域充满着神秘的色彩，各种流言暗地里传扬。台面上的事办着办着就容易被别有用心者引导到幕后去交易，而对这种幕后交易人们又往往趋之若鹜，其中或许有太多的无奈，但最关键的是其中有太多的利益，虽然这只是少数的情况，但不可否认，这就是过去我们必须要面对的现实。对于民营医院的投资人来讲，医疗主管部门对进入民营医院领域的行为进行严格审查，这无可厚非，但让他们困惑和忐忑的是，有些主管部门一面表示欢迎投资民营医院，一面又怕担责任，这种不愿决策的态度让一些投资者吃尽了苦头，甚至一蹶不振。

比如某位投资人要到某地申办一家民营医院，上级批准机关也同意办，投资者自以为拿到了尚方宝剑，忙不迭地把房子租好，把医疗设备安装调试好，把医护人员全部安排好，可是当地的主管部门却迟迟不验收，一拖再拖。这位民营医院的老板调侃地说，当年绿化的草坪都长得郁郁葱葱了，树也长高一截了，主管部门的那个公章却始终不见踪影。这边那么多医务人员要先发工资养活他们，那边医院又不能营业，医院的投资人急得团团转，却毫无办法。另一位民营医院的院长讲述了另外一种情形，审批机关采取模糊态度，既不说不批，让投资人抱有希望，又不说什么时候批。最后，有的批了，有的没有批。没有批的当然有怨言，有牢骚。在这种状态下，如何才能获得一张开放的牌，对当年的民营医院投资者来说，实在是考验一个人的耐力与智慧。

在民营医疗界流传着一个这样的小故事：山东某民营医院肿瘤专科做得非常出色，欲进军上海市场，他们知道上海医疗准入的门槛较高，于是欲走迂回路线进入，他们物色到一家经营陷入困境的公立医院，欲在该院开设肿瘤专科，在资金和技术上都给予这家医院鼎力支持，但前提是要和上海这家医院兼并。上海这家医院当然乐意，只要能救活医院，保住医院的牌子，何乐而不为呢？上海这家医院在山东某医院的帮助下很快起死回生了，但最后上海方面不批准他们的兼并方案，这意味着山东这家医院无缘进入上海市场，被拒之门外了。山东这家医院的经营者眼睁睁看着上海这家医院在自己的帮助下扭亏为盈，欢欣雀跃，而自己则亏损了 500 多万元，最后只留下了千般苦闷、万般遗憾，悻悻落寞地离开上海。

那些年民营医院准入之难由此可见一斑。

准入难还表现在经营项目上的准入，公立医院的项目几乎不受限制，而民营医院的项目则几乎都要经过审批，比如产科。在一些大型设备的准入和一些专项技术的准入方面，民营医院和公立医院也不能享受同等待遇，譬如计划生育科，民营医院硬件设施再好也可能无法准入，而乡村的卫生院，其硬件条件和人员的素质不一定比民营医院高，甚至还要差，但因其是公立医院就可以开展该项目。

四、高额税赋和重复收税

《福布斯》杂志 2008 年曾推出全球税赋痛苦指数排行榜，中国排名全球第二，排名第一的是法国。从民营医院的税收情况来看，基本上可印证福布斯的调查结果。由于民营医院属于新生事物，应当按什么性质收税，相关部门的意见不统一。如果按企业收税，营利性医院将要上交毛收入的 5.5% 作为营业税，此外还有多达 10 余种税需要缴纳。为什么大家对民营医院定性为营利性还是非营利性医院那么关注和热衷？要害就在于此。

关于营利性医院的免税问题，各地政策也是五花八门。国家税务总局 2000 年 7 月 10 日下发的关于《医疗卫生机构有关税收政策的通知》（财税〔2000〕42 号），明确规定营利性医院在分类管理登记后的前三年免税，但该政策在有的地方执行起来有偏差，他们要求民营医院应从分类登记之日起就要交税。我国税收政策的不配套、不统一问题对民营医院的杀伤力非常大。民营医院目前缴纳的税种有 5% 的营业税、0.3% 的教育附加税和 0.7% 的城市建设税，共占毛收入的 6%。征收企业所得税有两种途径，一是查账征收，上缴利润的 25%；二是代征所得税，税额为毛收入的 3%，整体应交毛收入的 9%。这些税种和一般高回报的企业税种是完全一样的，可医院是个低回报的行业呀！有人专门列了一张民营医院的税种税率表。表里显示共有 9 项税种，税率全和一般性的生产、经营性企业一样，有些税种和税率明显不够合理。他算了一笔账：一张 50 元的处方，国家规定药物利润不能超过 15%，按最高计算，利润只有 7 元 5 角，所得税和其他相关税种总额至少要交 5 元多，算下来只有 2 元 4 角 2 分的毛利，再减除人工和水电开支，医院经营所剩利润已是寥寥无几了。而公立医院则完全不用交税，两相比较，民营医院的负担要重得多，因此他认为民营医院不应该按照一般性生产、经营性企业来收税。

税赋过重并不止于此，对民营医院而言，还有一个重复收税的问题。在上交个人所得税时，一些高收入的专家，例如一个外科专家，每月的工资高达 2 万～3 万元，医院已帮专家上交了个人所得税，但税务部门只认起征点。打个比方，专家每月收入 2 万元，起征点是 3500 元（2018 年 10 月后国家调整至 5000 元），税务部门查账征收时只认 3500 元，另有 16500 元仍然要算入企业的利润，还要对 16500 元收取 25% 的税。也就是说，医院已经支出专家工资 20000 元，但税务局不认可，医院还要上交 4125 元所得税。这就是通常所指的重复收税。而税务局对此的解释是为了防止医院利用给专家发工资来逃税漏税，虽然存在着这样的医院，但不可否认的是，这在一定程度上损害了那些遵纪守法的医院的利益。而关于药品收税的问题，国家规定在招标基础上医院可以加价 15% 来收取患者的费用。药品收入是医院主收入的一部分，实际上税务局已收取了 9% 的药品税，所以医院在药品收入上只有 6%，这 6% 只能用于药品损耗、药房的一些水电杂务开支，除掉这些开销，哪里能养得起药剂师和其他工作人员？所以事实上，交税是营利性医院交税，而非营利性医院不交税，公立医院全是非营利性医院，而民营医院大多数是营利性医院。

当然，国家卫生部门规定，民营医院也可以申请非营利性医院牌照或营业执照，但实际操作却很困难，卫生局（现卫计局）审批后，还要经过财政局同意，财政局把民营医院作为一类税源，通常不愿将民营医院改为非营利性医院。对此，税务部门也有一套规定，非营利性医院可以自主报价，在物价局备个案就行，可以灵活收费，可以将价格定高一些，换句话说就是可以高收费、多收费，以抵销相应的成本。可是，税务部门哪里知道，医疗行业自有它的市场规律，民营医院本来就弱小，选择高收费等于自寻死路。收费高了，患者不来，本来门诊量就少，这样做岂不是自我断送生命？实际上，民营医院往往比公立医院收费还要低很多（黑诊所除外）。所以，不合理的现象出现了：费用收得高的不用交税，费用收得低的反而要交税。

另外，给员工买社保也是医院的沉重负担之一。目前，我国买社保分为 6 个档次，主要是以上一年度当地平均工资计算。以广州市为例，假如上一年度全市职工平均工资为 3750 元，购买社保的计算公式为平均工资乘以所属档次的基数，再乘以 20%（这个 20% 中有 12% 为单位承担的基数，8% 为个人承担的基数）。例如，符合一档条件的员工（即最高可按工资标准的 3 倍来购买），购买的社保金额为：$3750 \times 300\% \times 20\% = 2250$（元），那么，单位为他们购买的社保金额为：$3750 \times 300\% \times 12\% = 1350$（元）；二档的金额是 $3750 \times 250\% \times 12\% = 1125$（元）；三档的金额是 $3750 \times 200\% \times 12\% = 900$（元）；四档的金额是 $3750 \times 100\% \times 12\% = 450$（元）；五档的金额是 $3750 \times 80\% \times 12\% = 360$（元）；六档的金额是 $3750 \times 60\% \times 12\% = 270$（元）。计算出来的结果表明，医院为员工买社保是一笔巨大的支出。医院是劳动密集型服务企业，用人比较多，医务人员工资一般比较高，高级技术人才每月工资高达三四万元，而社保随着工资数额来确定档次。工资越高，相应地社保的档次就越高。一个有 300 名员工的医院，如果购买社保平均档次统一确定为三档，依上所述，医院为每人每月购买社保所承担的费用为 900 元，那么每月就要支付社保金 27 万元，一年就要支付 324 万元。所以，医院除了要缴纳近 10 个点的各种税费外，还要缴纳 324 万元的社保金。这些规定曾让民营医院的发展壮大困难重重。

五、"医闹"何时休

公立医院也好，民营医院也好，都遭遇过"医闹"的困惑（至今仍在一定程度上遭遇着这种困惑）。医闹是影响当今社会和谐的又一"毒瘤"。

"医闹"刚开始时只是患者或者亲属自己闹，后来逐步形成职业医闹。这些医闹在每个城市基本都有，有的是带有黑社会性质的组织在操纵，有的是一伙人自己组成，一旦有需求，医闹者便大打出手。有的到医院见到医生护士就打，接下来就开口要赔多少钱，动辄百万以上。如果不赔钱，他们就会向领导发出威胁。"医闹"不只是民营医院有，只是民营医院非常害怕"医闹"，因为经"医闹"一闹，医院就可能无法正常营业，有时还会关门歇业。

"医闹"早些时期在公立医院也时有发生，但公立大医院因为自己本身实力强大，有强大的保安队伍，他们向派出所求助，派出所也不会怠慢，所以在公立大医院里医闹比较难闹起来，于是他们又转为另一种形式，搞游行示威，打着大幅标语"还我生命"，在医院门口闹。但民营医院碰上"医闹"就惨了，武汉某民营医院前后几次遭遇了"医闹"的灾难。一次，一位 75 岁的老人患上了医学上称为"恶病质"的疾病，因患者处于胃癌晚期，骨瘦如柴，生命垂危，住院几天后就因为大出血而死亡，患者家属要求医院赔 20 万元。

医院认为患者是疾病致死，坚持不赔钱，医院的法律顾问与患者家属谈判，要求死者家属通过法律途径解决问题。家属不肯，说打官司我们打不过医院，反正我们的人死在医院，医院就得赔钱，并且不准殡仪馆运走尸体，尸体便搁置在病房一天一夜。事情就这样僵持了一天，谁知第二天突然来了20多个人，还抬来了一口棺材，他们七手八脚地将尸体放入棺材，然后又将棺材搬到门诊大厅，张罗着在门诊大厅布置灵堂。布置完毕，一伙人又在那里焚香点烛，医院里顿时烟雾缭绕，哭声震天。尽管这样，医院仍坚持认为责任不在自身，坚决不赔钱，律师不断地与"医闹"的头目和死者的家属周旋。灵堂设了3天，家属拿不到钱，"医闹"者也拿不到钱，几十人在那里折腾也耗不起，最后律师与家属反复谈判，赔了2万元了事，"医闹"最后才撤除门诊大厅的灵堂。

这次事件从表面上看，医院胜利了，实则不然，因为该医院的门诊患者和住院患者随后出现了大幅度下滑，经历了半年之久才止跌回升。最后经过测算，医院最少损失了200万元营业额。

还是这所医院，遭遇了第二次"医闹"。这次是一位外伤患者，被诊断为大腿不完全性离断，患者出血过多，来医院时已经是休克状态。首诊医生立马积极抢救，可惜，患者还是没能抢救过来。刚开始时，患者家属还算平和，过了几个小时后，来了一位自称是患者叔父的人。他表情平静，说话的口气却很强硬，"我们的孩子只有30岁，就死在医院里，你们要赔钱！"不待医院反应过来，他们便冰冷地报出了120万元的赔偿金额，不容医院回答，他又开口了："如果不赔钱，我拉10车垃圾堵在你们医院诊所门口，用两台车堵住住院大楼门诊，不准所有人进出，同时组织100人左右堵住医院门口的交通干线，向政府示威。"

咄咄逼人的架势令医院感到又碰上了更厉害的"医闹"，上次医院损失了几百万元，为了不再发生上次的事件，心有余悸的院方马上让律师出面与家属协商，最后谈定赔偿70万元。为了息事宁人，医院也只好认了。这70万元是个什么概念呢？医院常常一年也没有70万元的利润，这就是人们常说的"医闹来，赔一年"。那70万元需要看多少患者呢？按门诊来计算，门诊患者平均每人收费50元，而医院利润是20%，就是说医院每看一个门诊患者，只赚10元，赔了70万元就是说医院要看7万例门诊患者才能赔出 70 万元，而一些中小医院一年可能都没有 7 万门诊量。有些民营医院因为一次"医闹"，医院就破产了。"医闹"实际上都是为了钱而闹，是实实在在的"钱闹"。可是不赔，医院又无可奈何；报警，警察到了现场也只能在一旁看着，没有发生武力纠纷，警察也插手不得。被金钱挂帅、利益至上的价值观驱使，有些人甚至把"医闹"作为敛财的手段。医院这样一再委曲求全，无形中助长了"医闹"的歪风，使"医闹"者有了生存的空间，以致"医闹"者从中找到了"商机"而越来越"理直气壮"，甚至朝着带有黑社会性质的组织方向发展。

"医闹"对民营医院的发展造成了很大的伤害。医疗卫生服务是一项高风险的服务，民营医疗机构作为自负盈亏的企业，独自承担其中的医疗风险。从患者角度来讲，他们对民营医院的信任程度要比公立医院低得多，一旦出现问题，他们很容易和医院发生纠纷，而纠纷的结果，往往是民营医院赔钱了事。"医闹来，赔一年"的说法，也从侧面反映了民营医院抵御医疗风险的能力十分薄弱。一位不愿意透露姓名的民营医院院长激动地说，"医疗问题难道就只有民营医院有，公立医院没有吗？"为什么许多本属正常死亡的患者，在民营医院就成了"医疗事故"？最后导致的结果是，民营医院不敢收治危重患者。医疗案件的处理，原来是由患者出示证据证明医院有过错，后来就改为举证倒置，即由医院来证明自己在医疗事故中无过错。患者将医院告上法庭，医院要提供各种证据证明自己无罪，如果提不出来，那么法院即可判医院有罪。这个法律条款的更改，虽然给作为弱者的患者一方保障了权利，但也给社会带来了一个隐性的恶果，让一批利欲熏心的人钻制度的空子，专门针对医院玩起了职业"医闹"，使得民营医院的经营环境在很长一段时间里变得更加艰难和恶劣，后来国家意识到了这一问题，又出台了打击"医闹"的政策。

六、面对人才制度叹无可奈何

民营医院相比于人才济济的公立医院，十分缺乏一流的人才，这是许多民营医院苦恼不已的问题。是民营医院开不出高工资吗？不是。有的民营医院甚至会开出比公立医院高出几倍的工资来吸引公立医院的一些医生，但这些公立医院的医生就是不为所动。是他们嫌工资低吗？也不是！而是因为一名公立医院的医生，其背后有着太多的民营医院给不了的利益。公立医院的医生在职称晋升和社会兼职上远比民营医院优越，他们在公有体制里享有特殊的待遇。他们既是知名专家，又有着政协委员、人大代表、科学技术委员会委员、学术团体的主任或副主任委员、教授、博导、硕导等头衔。他们不仅有较高的工资待遇，还有很高的社会地位，特别是这些地位可以给他们带来除了丰厚的工资之外的收入，还有不少"走穴"式的额外收入。这些人是既得利益者，他们不愿放弃公立医院的岗位，所以民营医院很难招到技术精良的优秀人才，唯有等他们退休以后再来合作。

那么，什么样的医疗人才愿意到民营医院来工作？这些医疗工作者通常处于以下几种情形：一是因为竞争某个重要岗位受挫，在原单位失意，一气之下出走；二是因为在错综复杂的矛盾中心理负担太重，觉得太累；三是在边远落后地区，想走向发达地区；四是公立医院已退休或将退休的医生。这些医疗人才原来享受的社会地位没有了，他们来到民营医院纯粹就是为了优厚的报酬，跟民营医院的关系就是金钱关系。他们来到民营医院后，随着业务的推进，不断地与医院讨价还价，加码工资奖金的待遇，而一般的民营医院很难养得起这些精英。即使是因为上面这几种情况而进入民营医院的人才，一旦发现民营医院并非想象中的那么理想，或者是由于观念上的原因，也随时都有跳槽的可能。此外，即使是刚毕业的大学生，因为一时进不了公立大医院而苟且栖身于民营医院，一旦有跳槽的机会也会随时走人。

另外，民营医院与民营医院之间在人才问题上也存在着很大的差距。流向社会的医疗人才基本上都被给出高薪酬的民营医院网罗了进去。再次，一家民营医院本身的员工之间也存在着巨大的收入差距，医生与护士之间工资差别就很大，有专长的医生，如妇科医生，或者骨科医生，年收入最高的可达 50 万～60 万元，因为医院主要依靠这些医生创收。而护士工资待遇则比较低，有的年轻护士一年只有两三万元的收入。这也是民营医院与公立医院的一个显著差别，公立医院的医生与护士收入也会有差距，但不会相差几倍甚至十几倍、几十倍。为什么民营医院职工之间的收入会有如此大的差距？一些有专长的医生由于深知自己在医院的分量，便凭借自己的技术优势不断叫价：一旦收入达不到他们的要求就会走人。这些人是医院创收的台柱子，投资人害怕他们走人，只好给他们增加工资、奖金或提成。由于医院的利润相对固定，医生多拿了收入，势必就要压缩护士的工资。护士工资低，她们一边暂时栖身在某所医院，一边寻找新的单位，发现其他医院的工资高一些，就立马投奔他处。从这个方面讲，民营医院医生人才的流动性比较大，而护士的流动性更大。

人才的流动也具有两面性。一方面，民营医院欢迎人才的流动，而另一方面，又担心人才的流失。流动是人才制度的全面改革带来的结果，是人力资源的解放与共享，而流失，则深刻地反映出一个单位的人才制度、人才管理等诸多问题。从理论上讲，民营医院由于其机制的灵活性，应该更能够吸引优秀的人才，但是实际情况就如上面所言。民营医院由于先天不足，在资金、规模和政策上受到诸多限制，对医疗技术人员的选择余地小。所以，民营医院与公立医院相比最大的差距是人才的差距。这是一种制度上的差距，从今天来看，这种差距虽然在短期内难以得到根本扭转，但开始在不断缩小。

然而，困惑中的民营医院又看到了目前这种人才窘况在整个医疗系统将不可避免地被打破的两个诱因：一个诱因是公立医院目前的内部人力资源管理机制不健全，行政管理部门对人才层层设卡，绩效考核仍然在沿用行政机关、事业单位工作人员的年度考核制度，缺乏科学的绩效评估体系，压制了医生工作的积极性，特别是薪酬分配上的激励难以付诸实施，这必将导致公立医院的人才在一定的时候流向民营医院；另一个诱因是随着社会的进一步发展，民营医院开始引进没有思想隔阂的海归人才，甚至海外人才。这无疑将破解民营医院的人才困局。

七、难以应对的政府多头管理

多头管理不只是民营医院碰到的问题，几乎所有的企业都曾面临过这些问题，人们似乎已经习惯了或者说麻木于这种多头管理，但这里面实际上充满了无奈。这种多头管理将越来越阻碍企业的发展，因为多头管理的症结是当真正出了问题的时候，各部门都在互相推卸责任。管理与责任应相互关联，多头管理因责任分割不清，往往是无事时大家一团和气，出了事则无人牵头处理。

目前民营医院的管理面临最大的问题是审批权限与管理权限模糊不清。如果是属地方管理，民营医院的管理应该是该地区来管，如果按批准权限管理，应该是省批省管，市批市管，区、县批的区、县管。但实际情况是，每级政府都可以管，一所规模不大的民营医院，省级的相关部门可以管，市级的相关部门可以管，区级的相关部门也可以管，谁都可以插一竿子，谁都可以批评、指责、训斥，甚至罚款。

民营医院的主管部门本是卫生局，但药监局要管药品，工商局管广告宣传，环保局要管医院的污水处理和环保，税务局要管税收，医院涉及的救护车，车管所也能管。比如广告管理，不仅省、市工商局层层可管，甚至连卫生局、卫生监督所也可管理。因为面临的管理方太多了，一个民营医院的老板曾经困惑地说，开了 10 年的民营医院，遇到的管理部门太多了，有时候也不知道哪件事到底应该归哪个部门管。

八、媒体对民营医院的妖魔化

那些年天不怕，地不怕，就怕媒体妖魔化。在一些人眼中，民营医院就像一只邪恶而瘦弱的狼，经常引来媒体的曝光。2011 年《南方日报》披露，"120"医疗欠费的情况普遍存在，广州市"120"定点医院每年的医疗欠费均不低于 10 万元。欠费的患者有些的确较贫穷，但有些则是恶意欠费。一些患者一旦被救治脱离危险后，拖欠医药费扬长而去。如广州某民营医院曾收治了一名大腿不完全性离断的外伤患者，该患者工作时从三楼摔到一楼裸露的防盗网上，3条生锈的钢筋插在同一条大腿上，大腿大血管破裂，血流如注。送到医院后，医院一方面大量补血，一方面手术止血，而且该患者在手术过程中又发生了大量失血。外科补血原则是根据失血量，缺多少补多少，补血要非常及时，一旦休克过久，心脑缺血时间长，就是补再多的血、医术再高明也无力回天。手术室七八个医生、四五个护士在手术台上鏖战整整一个通宵，终于将这位重大外伤的患者抢救过来，股骨粉碎性骨折得到合理处理，不完全离断的大腿再植成活，应该说这是一个医院抢救成功的范例。按照国家的收费标准，这样的患者在大型的公立医院至少要收10万元以上，但该医院告知家属和患者所在单位只需交7万多元，原本以为患者家属会感激涕零，意想不到的是，患者所在单位只交了5万元后便没有了下文，医院等啊等，等来了匪夷所思的事：某主流媒体发表了一篇对该院"揭黑"的报道，指责医院乱收费。原来患者单位老板不愿再出钱便跑到报社投诉去了，他认定这种投诉民营医院乱收费的事情一投一个准。果然，广州某主流媒体接到投诉后，只是很简单地打了一通电话，便"核实"了该院收费的事，马上作了洋洋洒洒几千字的"妖魔化"报道，但对不良老板不愿出钱给受伤的工人治疗的事只字未提。记者不做认真的调查采访，写出这样的报道无疑让该医院感觉到背后挨了一枪。

负面报道的刊登，毫无疑问给了该院一个重大的打击。一时间，医院的业务量急剧下滑。为应对此次从天而降的危机，挽回形象，医院紧急行动，成立了由院长和一位博士等几人组成的小组，一边写好了向市委宣传部反映情况的信件，一边找到了刊登负面报道的报社领导，同时还请了律师准备走漫长的诉讼之路。该报社领导得知情况后也非常重视，立即着手调查，但调查的结果却认为报道的基调没有失实，只是有些问题讲得过分，让读者产生误会，最后双方商定以两篇正面报道来抵消这次的负面报道。该院无奈地认为，报社态度好，且觉得得罪不起报社，于是就握手言和，同意报社的意见。可惜，再多的正面报道，也抵不上一篇负面报道的轰动效应。

同样在广州，早在 2000 年的时候，民营医院就遭遇了媒体的"钓鱼"式曝光。一家电视台和一家报社精心策划，联合行动，由记者装扮成患者到民营医院收集素材，然后在电视和报纸上"揭秘"民营医院的"黑幕"，当时民营医院人人自危，不知如何是好。医院的工作人员因为提防暗访的记者，对身边的每个陌生人都保持着百倍的警惕，他们怀疑每一个咨询病情的患者都是记者。这无疑让已面临诚信危机的民营医院雪上加霜。以中国目前的状况而言，即使是再规范的民营医院，有的患者还是会有意见。这次媒体对民营医院的突然袭击给民营医院造成了极大的伤害。就在上述媒体沉浸在对民营医院曝光带来"轰动效应"的快感的时候，一些有识之士向有关部门提出了质疑：这种臆想并带有圈套性的做法是否合法？单方面收集的材料是否真实？大量妖魔化民营医院的问题是否会扼杀民营医院的健康发展？这些报道里有多少客观科学的成分？在这些冷静的诘问中，所谓的"揭秘"行动才告一段落。

还有一段时间，某主流报纸天天曝光黑诊所的消息。此时，人们的惯性思维又起到了微妙的作用，下意识就将"黑诊所"与民营医院全盘连接了起来。这让本身就生存不易的民营医院承受了无妄之灾。

民营医院的相关人士对媒体妖魔化民营医院的做法激愤不已，正因为个别媒体用此法攫取民营医院大量广告费用。据知情人士透露，个别媒体对民营医院的丑化是为了获得更多的广告收入，有时候一家医院出了丑闻被媒体"盯"上后，会马上对媒体的公关投入大量的广告费用，也就是所谓的"广告潜规则"。所以，当我们欲深入了解民营医院被妖魔化这个话题时，民营医院的老板们似乎有太多的苦衷要诉说。

但这并不代表不曝光就是一件好事。社会有阴暗面，曝光是为了让阴暗面暴露在阳光下，这对整个社会的和谐十分有利。问题是曝光要客观公允，要切中要害，其目的不应只是把病疮挖出来给人们看，或者拔出萝卜带出泥，仅仅是为了猎奇和追求所谓的轰动效应。对那些真正草菅人命、不负责任、欺诈骗人的民营医院、门诊部、诊所，找出症结之后并予以曝光自然会受到欢迎。同时，解决问题的根本在于执法机构的及时跟进处理，该罚该关，理应从法律层面来解决问题。但有些媒体却似乎有意无意地充当起了执法者或者正义者的角色，在不够理性的时候所谓的打抱不平，只会有失公允，而这对刚刚起步的民营医院来说，无疑是一种重创。

民营医院上述的困惑使投资者想办好一所医院变得极为艰难，但这些困惑现大多已经成为历史。近年，国家和政府既出台了一系列优惠扶持政策，又开展了"打虎拍蝇"、扫黑除恶等一系列重要行动，大大改善了民营医院的办医环境和办医条件，可以说党的十八大以后，民营医院兴高采烈地迎来了发展的"春天"。

第二章
新时代民营医院的发展探索

时代在进步，民营医院的发展已经步入新阶段，与过去的二十多年相比，党的十八大之后，中国民营医院的发展迎来了新的历史机遇，以前的部分困惑已经一去不复返，但新阶段也会出现新问题，新时代民营医院的发展在现时仍然需要在发展中探索前行。

一、部分省、市对民营医院医保仍然有歧视性政策

以湖北省某市为例，该市医保支付采取总额预付的方式，即按民营医院不同的经营状况，规定年度总额。第二年要想保住前一年的定额必须超额完成，少了不行，超过了才行，但没有明确规定超额完成的比例。一般来说，需要超出 300 万至 500 万元才可保住上一年的额度，这超出的部分医保局是不支付的，医院是要不回超额的这部分费用的，也就是说，超出的部分完全是为医保做贡献的。但如果持平或者减少了，医院就保不住上一年度的医保额度，医保局会根据不同情况，酌情扣减医院的医保份额。

医保局将年度总额分摊到每个月，如给一所民营医院一年 1200 万元的额度，分摊到每个月就是 100 万元，超过部分不支付。每年春节期间是医院的淡季，常常达不到 100 万的医保额，医保就支付不到 100 万元给医院，

而且还不允许用其他超收月份的数额来填补，也就是说总额预付往往是达不到总额的。春节期间医院如果医保额为80万元，一年的总额预付就不到1200万，只有1180万。在医保支付中，每年的十二月医保收入要等到第二年的八月份以后，根据市医保支付的状态再决定什么时候支付，往往到次年的十二月份前后，医院才能领到这笔钱。公立医院执行的虽然也是总额预付制度，但其预付额度很高，而且几乎是全额预支付。不少地方的医保局似乎有个不成文的内部规定，要保证公立医院的医保支付额度，至于民营医院，每年不得突破总的额度。这样的医保政策对民营医院明显是不公平的，医院的功能都是治病救人，公立医院和民营医院在政策上却不在同一水平线上。这种做法导致的结果是通过医保支付，把患者导向公立医院，让民营医院越来越萎缩，公立医院越来越强大。这与进一步扩大改革开放的精神背道而驰。目前这样的状况在一些地方依然存在，不过也有不少省份已经出台了限制公立医院规模的改革，从医保支付等多个方面支持引导民营医院的发展。

二、民营医院的行业风险难确定

广州某民营医院救治了一位从施工工地送来的患者，该患者双腿开放性骨折，失血过多，因送医院不及时，最终抢救无效死亡。工程队老板和家属都把死亡原因说成是医院造成的，并纠集了一帮人找到医院相关人员，开口就要医院赔偿150万，并威胁道，如果不赔，他们将如何采取措施来对付医院。后经双方律师协商，医院无奈赔了30万之后才算了结。

上述情况说明，办医院是社会高风险行业，不了解的不敢轻易进入这个行业。医院投资大、周期长，很难在短期内收回成本，而民营医院又是自负盈亏的单位，只能独自应对医疗风险，而且从患者角度来说，他们对民营医院的信任度要比公立医院小得多，一旦出问题，很容易引起医疗纠纷，纠纷的结果，大多数是民营医院背黑锅赔钱了事。许多民营医院流传着"医闹来，赔一年"的说法，这从侧面反映出民营医院面对医疗风险的艰难困境。不少民营医院的医生反映，许多正常死亡的病例发生在民营医院就成了医疗事故，患者家属不依不饶。信任危机给医疗工作带来了巨大的危害，患者相信公立医院是因为公立医院背后是国家，但一说到民营医院，私人办的，患者就很难去相信，尤其是许多规模较小的民营医院则更是如此，这叫"店大欺客，店小被客欺"。

医疗行业的高风险也使许多民营医院选择向专科发展的道路，因为这些专科回报高，即使拿出部分收入来应对医疗风险也依然有钱可赚。当这种专科医院逐渐成为大多数投资者的选择时，也就在一定程度上限制了民营医院朝大型化、综合性的方向发展。

三、民营医院缺少法律保驾护航

立法的目的是为保护人民的利益，这也是社会主义法治的基本精神。我们知道，党和国家高度重视发展民营经济，发布了一系列政策文件，这些政策极大地推动了民营医院的建设事业，但到目前为止，仍没有制定一部关于民营医院的法律，而民营企业的其他行业几乎都有相对应的法律，如民办教育已经制定了《中华人民共和国民办教育促进法》《社会力量办学条例》。有了这些法律，民办教育就有法可依，有法律保驾护航。民办医院虽然有一系列的政策文件，但政策代替不了法律，法律是由国家强力保证实施的，具有普遍的约束力，法律比较稳定，政策比较灵活多变，因此，要保障民营医院的权益和生存发展，制定相应的法律法规势在必行。

值得一提的是，我国有些地方已经开始制定民营医院的法规，如深圳市制定了《深圳特区医疗条例》。该条例突出问题导向，对当前亟待解决的问题和现行法律法规中不适应当前医疗发展的、需要改进的内容进行了创新和完善，将社会办医一系列的政策以及奖励办法都制定成了法律条款，将深圳市医改的重要举措予以固化，为医改提供法律保障和支持。这是一个有效的尝试，为我国制定民营医院的相关法律开了一个好头。

1994年，我国出台《医疗机构管理条例》，首次用行政法规的方式提出"鼓励多种形式兴办医疗机构"，使社会力量兴办医院有了法律依据，但是该文件并未明确民营医疗机构的经营性质。到了2000年，国家出台了《关于城镇医药卫生体制改革的指导意见》，实施医疗机构分类管理，促进医疗机构之间公平有序的竞争，当时的卫生部等四部委颁发了《关于城镇医疗机构分类管理的实施意见》，规定营利性和非营利性医疗机构采取不同的财政、税收等政策和管理模式，允许营利性医疗机构"自主定价、自主经营、自负盈亏、照章纳税"。营利性医疗机构自此获得了国家层面的正式认可。但遗憾的是，这些部门规章在实际执行中仍存在很多问题无法有效解决。许多民营医院的兴办者都迫切希望，能有一部针对民营医院的国家法律出台，就像《中华人民共和国民办教育促进法》一样，以保证他们的合法权益，促进民营医院更好更快地发展。

四、民营医院必须重视诚信建设

信誉不足、诚信危机一度给民营医院的发展埋下了隐患，身处市场竞争夹缝中的民营医院不光是莆田系医院有诚信问题，其他民营医院同样有诚信问题。一些民营医院由于医疗水平、知名度、信誉度比较低，投资者急功近利，便像莆田系医院早期一样，靠发布虚假广告，擅自增加诊疗科目等促销行为扩大影响，从而使民营医院的行业形象严重受损。不以诚信为重，一味靠虚假广告抢占市场，当前部分民营医院这种极端的功利主义给整个行业带来不良影响，导致在很长一段时间内，人民群众对民营医院普遍存在偏见。因此，必须要把诚信建设作为民营医院的重中之重，作为开拓市场的先导，要取信于社会，取信于民众，取信于患者，取信于员工。君子爱财，取之有道，民营医院要讲求经济效益，更要讲求社会效益，欲速则不达，管理者必须学会把经济效益蕴藏在社会效益之中，才能实现两个效益同步增长。

诚信问题已关系到民营医院的生死存亡，不少民营医院正在遭遇相同的瓶颈，这里有大环境的原因，也有民营医院自身的问题。显然，诚信不足现已成为民营医院发展的一大障碍，要想走繁荣发展的道路，民营医院必须要以自律为先，科学管理，在诚信问题上要树立起比公立医院做得更好的决心。

品牌质量不稳定的问题也时有发生。有些规模较小的医院缺乏高技术人才，大病治不好，小病治不了，在患者心目中全然没有地位。医疗质量是医院永恒的主题，它不但是医院的生命，也是患者的生命。患者到医院就诊，首先考虑的是医疗安全，再就是解决问题——帮患者治好病。医院的发展有赖于医疗质量的持续改进，医疗质量应贯穿于医疗工作的始终，因此民营医院必须不断进行业务流程重组，以合理的投入谋求医院最大的可持续发展，让患者以合理的价格获得最优质的服务，从而促进相互尊重、相互理解、相互信任的新型医患关系的形成。同时，医院必须对自己的医疗质量做出规定和保证，要求每位员工树立强烈的品牌意识，像对待自己的生命一样对待医疗质量，只有这样才能铸就过硬的医院品牌。

总之，民营医院只有具备现代的经营管理理念、创新的经营管理模式和较强的核心竞争力，才能适应新时代人民群众对美好生活的向往，不断推动高质量发展，成为新时代医疗行业的重要生力军。

第三章
民营医院发展的基本经验

中国民营医院出现于 20 世纪 80 年代，直到 21 世纪初，中国才全面开放医疗市场，民营医院也随之迎来蓬勃发展的时期。回顾近 30 年的发展历程，中国民营医院从无到有、从弱到强，逐步探索出一条办医道路。在这条艰难的道路上，民营医院的先行者们也留下了诸多宝贵的办医经验。

一、民营医院要具备一定的规模

以东莞康华医院为例，东莞康华医院是东莞康华集团投资 26 亿元建成的，于 2002 年 9 月开工奠基，2006 年 11 月正式营业，是一所生态式的大型民营医院。医院占地 563 亩（约 37.5 万平方米），其中医疗用房 20 万平方米，内设普通床位 1606 张，贵宾床位 300 张，重症监护病床 100 张，全院共计床位 2000 多张。医院总医疗设备达 3.5 亿元以上，是华南地区首家拥有 640 排螺旋 CT、3.0 磁共振、大 C 臂 DSA，配备全国一流的全自动流水线式检验系统及样本传输系统的医院，同时也是国内医疗设备最先进的现代化综合性医院之一。

该医院先后引进了一大批来自国家级、省级以上三甲医院，在国内拥有较高学术地位和较强影响力的学科带头人，中国科学院院士，享受国务院特殊津贴的专家，博士生导师，国家级、省部级专业学会委员等一大批高级人才落户康华医院。

作为社保定点医院、新农合定点医院、公务员体检定点医院、中国宫颈癌防治工程定点医院，康华医院的各项业务指标得到快速发展，目前已建成心血管科、妇产科、生殖医学科、血液病中心等特色管理中心和50多个特色专科。2010年，康华医院整形外科获评全国唯一的"整形外科国家级重点专科"称号，心血管内科、普通外科、医学影像科获评广东省临床重点专科；2015年经评审，康华医院被国家卫计委和广东省卫计委确认为三级甲等医院；同年，进入广东省卫计委发布的广东省三级综合性医院群众满意度排名前20名医院；2016年，荣获年度科技创新先进单位；2017年获评全国诚信民营医院。

国家对不同的行业、不同的企业都会有一个规模要求的标准，达到规模要求的企业称为规模以上企业，规模以上又分若干类，如特大型企业、大型企业、中型企业、小型企业等。企业如此，医院也是如此，医院规模按照分级标准，分为三级医院、二级医院、一级医院。医院分级标准主要按设置的床位来定，一级医院设有床位20张以上100张以下；二级医院设有床位100张以上800张以下；三级医院设有床位800张以上。一级医院为小医院，二级医院为中等规模医院，三级医院为大医院，其中三级医院的医疗用房要达到7万平方米以上。规模大的医院气势恢宏，这种气势给患者一种震撼感和信任感。

坦率地讲，尽管人民群众对民营医院还缺乏一定的信任感，但像康华医院这样的大型民营医院，人民群众没有理由不信任，中国人的就医习惯就是愿意到大医院去。我国大医院，特别是大学的附属医院每天都是人头攒动，车流滚滚。广东省中医院每天门诊量超过1万人次以上，医院就像是一个闹市。

作为民营医院来讲，规模大的医院有这样几种优势：

一是比较容易引进人才。一般来说，民营大医院实力强劲，医疗设备先进，综合条件较好，优秀人才认为在这种医院才有用武之地，是施展才华的好地方，所以大医院就容易出现人才汇聚。一些知名专家，经过动员和游说，也比较容易挖过来。一所医院的关键还是在人才。就像电脑一样，医院平台是硬件，人才是软件，有一流的人才，医院就有活力。人才汇集、医术高超就会使求医者数量增加，人流量就会带来资金流量，较好的资金流反过来又会加强和促进医院的发展壮大，一个良性循环的局面就这样形成了。

二是较容易获得患者的信任。实际上经营医院就是经营信任，医院一旦获得患者的信任，就是一棵常青树。民营医院最大的困境就是患者少，患者少的原因就是缺乏对民营医院的信任，规模大的医院气势恢宏，这种气势能给患者一种震撼感和信任感，像康华这样的大型民营医院患者没有理由不被人信任。民营医院的规模其实就是实力的表现，因此医院的规模越大，其信任度往往越好。

三是产生规模效应。规模增长是由于规模效应带来的增长，规模效应又称规模经济，即因规模大带来的经济效应。显然，规模大的医院由于自身的条件，更容易吸引患者，形成大医院的规模效应。规模效应是一个经济研究的课题，即经营要达到盈亏平衡点才能出现规模效益。经济学中的规模效应是根据规模边际成本递减推导出来的，就是说，企业成本包括固定成本和变动成本，混合成本就分为这两种成本。在生产规模扩大后，变动成本同比例增加而固定成本不增加，所以单位产品的成本就会下降，企业的销售利润就会上升。大医院里的每个人看起来都很忙碌，其实这就是规模效应在个体上的一种反映，大规模的医院的人均产值因诊治量较大会比普通规模的医院要高很多。

四是规模大的医院，其采购成本会下降。规模大的医院因为患者流量大，各种消耗品用量就大，如药品、医用耗材、高质耗材、检验试剂、X光胶片、医用被服、后勤系统日杂用品等。大批量采购和大型团购会大大降低采购成本，一些供应公司会根据供应量来决定供应价格，采购量和供应量越大，采购价格就越低。患者流量大也可降低耗材的使用成本，如检查乙肝两对半的试剂盒，打开一盒可以使用十个标本，如果患者多，即可饱和使用，如果患者少，三五个标本也得使用一个试剂盒，假设一个试剂盒的采购价是100元，使用十个标本平均每份标本的成本是10元，使用五个标本每份的成本就是20元，但医院对病人的收费标准是不变的。

连锁民营医院也是规模大的表现。连锁经营是指同行业经营同类产品或服务若干个企业，以一定形式组成一个联合体，在整体规划下进行专业分工，在分工的基础上实施集中化管理。一般来说，综合性医院在局部做大做强，很少有连锁，而专科医院则只经营医疗系统的某一个方面或某一专科，虽然其局部发展有限，但可以跨省市、跨地区连锁发展，发展三五家或十家八家连锁医院，这也是规模经济，也能产生规模效应。连锁医院可以实施资源共享，集中统一采购，人才可以集中统一调配使用，这可以大大地降低成本。

综上所述可知，医院规模的大小决定了其生存的状态。许多民营医院刚开始时规模较小，他们产生的那点微薄利润也不进行分红，而是逐步积累资本，同时投资者可能还会借一些钱，购买土地，建设楼房，苦心经营，一步一步地把盘子做大，因为形成了较大规模的医院，就能实现规模效应，提升自己的生存空间。

这里以我国台湾地区的民营医院发展为例[①]。台湾在20世纪50年代以设立公立医院为主体，到20世纪80年代，公立医院最高占到九成，在20世纪70年代后期开始，私人医院（即民营企业）逐步发展起来，公立医院的床位总数在20世纪80年代末的占比下降到45%左右。百度论文库中《台湾民营医院发展概况》一文中记录，台湾高峰期曾有920家私人医院，经过大浪淘沙，现在只有500家左右，其余400多家为私人医院，因为规模偏小惨遭市场淘汰，而这500家医院因为不断扩大生存了下来。从历史发展规律上看，规模大小是民营医院能否持续生存发展的重要因素。

---

① 引自《台湾医院的发展策略——公立和民营的管理式竞争》，吴明彦著，中国社科院公共政策中心，2016年12月16日。

二、民营医院多从特色专科起步

著名药企三九药业集团，原先想在广州办一所医院，房子盖好了，且规模较大，他们要干什么？办综合性医院。但无奈在旁边有个"巨无霸"医院——南方医科大学南方医院，如果真的要办综合性医院肯定是"干"不过南方医院的，经过多方论证，他们决定办一所专科医院，即现在的三九脑科医院。他们选择了脑科这个定位，因为定位准确，三九脑科医院一举获得成功，最终医院经营得非常好。

三九脑科医院的成功实践，告诉大家一个经验，民营医院在创办的过程中，办综合性医院投资大、用人多，而办专科医院，投资小、用人少，特别是所需要的高技术人才少，人才成本较低，若深耕细分市场，同样可以达到与综合性医院一样的经济效益。

民营医院在 2015 年出现发展分水岭，在数量上产生与公立医院相抗衡的规模效应，但正如前面所述，其质量与整体实力还远远落后于公立医院。这里面有一定的历史原因，因为民营医院的发展多是从特色专科入手，这是民营医院发展的必经阶段。现在发展得较好的民营医院，无论是行家办的医院，还是莆田系办的医院，几乎都是从特色专科走向综合性发展的。

时间追溯到 1992 年，当年的政策开始放宽对卫生技术劳务服务的限制，为体现"多劳多得"的改革精神，首次明确可将医生的收入与创收挂钩，同时可以以工助医、"以副补主"，允许多渠道筹集社会资金用于卫生建设，股份制医疗卫生机构也开始允许试办。

在这个政策导向下，"科室承包"迅速成为医疗行业内的普遍做法。尤其是对民营这个医疗市场而言，这犹如向平静的湖面投入一粒石子，迅速波及四面八方。对公立医院而言，受编制、效率等影响，公立医院的人手普遍不足，为了让体制内的医师从繁重的劳动中解脱出来，他们当然愿意将一些不太重视的小科室承包出去。另一方面，民营医院为了最大程度沾到公立医院的技术和品牌之光，大多会放下身段，积极要求承包公立医院的科室，并签订责任书，为自己今后的发展打好基础，也为资本积累捞足第一桶金。在 20 世纪 90 年代中后期，科室承包甚至出现了泛滥的苗头，由于科室承包等原因，街头巷尾一度被乱贴乱派的医疗小广告所占据，而且这些小广告上又明确写着某某人民医院，让广大患者摸不着头脑，不知道情况的人，还以为公立医院也开始打广告了。所以早些年，那些公立医院被承包的科室里患者火爆，承包者赚得盆满钵满。

科室承包模式的大背景是当时国有企业正推行以承包为主的改革。政府开始精简工作，不但医院有承包现象，政府机关、国有企业、学校的饭堂、物业管理、车辆管理等均出现一股承包风潮。国家主要从搞活市场流通、发挥民间活力入手，做好承包后的职工安置、市场监管工作。"国退民进"成为当时的时代风潮。到了 1995 年后期，在医疗领域，这一技术合作模式开始被放大甚至扭曲，以莆田系为代表，街头游医纷纷变身为科室承包人，甚至有些部队医院也在走科室承包之路。

激进的改革风潮总会引起不同的声音，"国退民进"引发的大量问题从 20 世纪 90 年代末期开始逐步显现，如下岗职工问题、私人承包后的质量难以保证等问题，这些质疑很快也波及医院的科室承包，医院科室承包的弊病开始被"揭发"。

承包科室的民间医疗投资人为吸引更多患者，在大量投放的广告中进行虚假宣传，一度被人诟病。患者投诉不断增加，甚至有人反映到相关管理部门，但因为承包制是经济效益优先，强调做大蛋糕，行政干预在一定程度上弱化。这也是中国民营医院发展史上比较宽松又显混乱的时期。

一位莆田系医疗界人士曾在行业内公开声称，当年承包一个科室只需要几十万元，而要开一家小型医院需要几百万投资，而且承包科室的风险还要小得多，还能对外打着××知名医院的旗号，但患者哪里知道这里面的情况。一般来讲，承包科室当年就能够实现盈利，而自己开医院至少三年才回本。承包科室赚到的钱与医院一般是按四六分成，由承包者占大头。最重要的是，通过承包科室，莆田系还摸清了公立医院的管理方法，锻炼了骨干人才，为今后自己独立发展打下了坚实的基础。这是中国民营医院发展的重要源泉。

1996 年前后，承包科室已经在中国大地上铺天盖地地展开，但医院的技术能力并没有同比例地增长，这导致了许多医患关系紧张的案例发生。医疗市场的打假行动开始升温。在监管层与病患的双重夹击之下，一些公立医院开始整治科室承包，有些医疗界的人大代表在"两会"上公开宣称，医院是救死扶伤的地方，不能发展为一门生意，医院不能大搞承包制度。前期改革中的科室承包主要是一些如牙科、美容整形等边缘化的科室，后期逐渐发展到治乙肝、抗肿瘤等主要科室，加上医疗宣传小广告铺天盖地地散发，医疗信息、医学技术、医学资源、病患认知之间越来越不对称，老百姓开始对医疗行业大有意见。网上关于医疗机构大收黑心钱、不给红包不看病等言论时有出现。

总而言之，在这一发展阶段中，多数民营医院以及承包科室的个体行医人士，大都在补齐公立医院的缝隙，以专科领域为主，如口腔、眼科、泌尿、不孕不育等领域。民营医院的分布地点主要在广东、浙江一带。

即使承包科室备受诟病，但国家推进改革的决心与力度并没有改变。1997 年，被称为"史上最振奋民营医院信心的政策"出台了，这份文件是《中共中央国务院关于卫生改革发展的决定》（中发〔1997〕3 号）。文件将社会办医定位为医疗卫生服务体系的补充力量。至此，民营医院的补缺角色和社会地位才真正被认可。在这一政策的鼓励之下，承包科室的模式开始逐步退出舞台，许多省份下发内部文件表示不允许科室对外承包。民间资本尤其是经历了科室承包的那一部分先行者，便开始创办自己的小型医院，走向了独立发展的道路。

至此，民营医院由承包专科走向连锁型发展。由单纯的承包科室，逐步发展成为专科连锁，成为这一时期医疗事业中的一大特色，也是社会资本扩张最为迅速的领域之一。《中国卫生统计年鉴》显示，2012 年我国共有 1760 家民营医院，在过去 10 年实现了 19% 的年复合增长率。相较于综合医院，专科医院的投入成本低，对于技术和人才的需求规模较小，进入门槛低。在经营方面，由于专科医院致力于某个专业，在专家的聘用、人才的培养以及品牌的打造等方面都更有聚焦点，管理难度也降低，同时特色专科的策略使得民营医院可以大胆开展错位竞争，避免与公立医院正面竞争。由于这些特性，专科医院一般具有培育期较短、利润率较高的特点，在早期颇受社会资本的青睐，并打造出了许多优秀的连锁品牌如爱尔眼科、瑞尔齿科、通策医疗等。随着资本的进一步涌入，专科医院在战略定位上逐步向着连锁型发展。

民营医疗机构之所以能实现连锁发展，首先是其在服务上的可复制性，让专科连锁成为可能。民营医院虽然在综合实力上无法与公立医院相抗衡，但可以在服务和价格两方面寻求突破以获得竞争优势。消费者愿意为好的服务支付溢价，因此优质的服务不仅给予了民营医院定价权，还能在某种程度上回避了医保定点的瓶颈。同时，只要其服务内容不涉及非常复杂的医疗技术，且又是公立医院最为缺乏的部分，民营医院在市场上就能达到取长补短的目的。另一方面，持续的价格优势（或者相等的价格提供更好的服务）必然来自于对成本的严格控制。专科医院规模较小，因而连锁的经营模式和快速而稳妥的扩张能力是其制胜的关键。医疗服务行业的成长会带来医疗领域的细化，而风险低、服务导向和可复制性强的细分领域将会出现新的投资热点。

在这一类医院中，对医疗器械依赖度高因而对医生和技术能力要求相对较低的专科领域值得关注。比如运用准分子激光技术的爱尔眼科在 11 年间扩张到 70 余家连锁医院，具有放疗技术及影像技术的泰和诚医疗在全国 55 个城市开设了 140 家肿瘤放射治疗和影像诊断中心。

这类医院的医疗服务技术特性弥补了民营医院人才技术短板，同时由于其标准化的流程极易复制，因此可以快速扩张取得规模优势和品牌效应。随着医学技术的进一步发展，医学仪器的功能将更加强大，这一领域有望出现更多的后起之秀。

在未来，随着"互联网＋医疗"模式逐步走向成熟，大型设备的远程检测、知名医生的网络会诊、人工智能看片准确率的不断提高等，使得特色专科的连锁具有更加容易复制推广的可能。可以预计，随着医疗集团的出现，医疗大型设备的去中心化，可以解放医生的能力与自由度，让检测费用大大降低，让小型医院也能使用大型精密医疗设备。未来医疗领域可能将不再比拼资本实力，而是比拼服务的性价比。连锁型的经营模式能不断摊低成本，让管理趋向扁平化，从而产生积极的现实意义，这是民营医院的福音。

三、错位竞争和错位发展

手外科，在医疗领域属于高技术项目，一般能够开展手外科手术的医院和掌握了手外科手术的人又不愿做，因为处理一个断指要 2 ～ 3 小时，而处理两根以上的断指则需要成倍的时间，非常辛苦且吃力不讨好。骨科医生都愿意做大骨科手术。实际上大多数公立医院在逐渐放弃手外科市场。

广州珠江医院有两位医生，谢振荣和侯瑞兴，他们都是骨科医生，专业为骨科分支学科手外科。广州海军医院原院长夏子金（本书作者之一）下海办了一个门诊部。谢振荣、侯瑞兴与夏子金合作，在门诊部设置了 16 个床位，开展了手外科项目。当时珠江三角洲地区搞"三来一补"，也就是加工业发达的劳动密集型产业，故手外伤发生率非常高。因为做手外科的医院比较少，所以这只有 16 个床位的病房经常住得满满的，甚至有患者在外等床位。为了加快床位周转，他们千方百计地增加床位，这也为后来的紫荆医疗集团奠定了基础。

谢振荣、侯瑞兴的手外科经营实践说明民营医院一定要走差异化竞争策略，实行错位发展，大力开展公立医院没有开展的项目，或者公立医院不够重视、研究不深或不看好的专科项目，才能争取到生存发展的空间。

从 2015 年开始，中国的民营医院在数量上已经超过公立医院，成为医疗领域中的新兴力量。但从利润上讲，自从医保政策实行以来，民营医院在很长一段时间都处于量变上是优势、质变上是劣势的地位。

我们回头来看 2000 年，中国拉开了城镇职工医保的序幕，国有企业的职工第一批上了医保，并取消了职工的公费医疗。城镇职工的医保首先落地在公立医疗机构，这一落地几乎将 90% 的病患导向了公立医院。民营医院受到多重夹击，当年中国的民营医院几乎没有利润，很多以民间资本拆东墙补西墙，很多民营的中小型医院在东拆西借中就没有了未来。

但民营医院从来都没有失去发展的信心，不断向国家相关部门积极呼吁，其中取消民营医院营业税的呼声极高。经过八年的呼吁与研讨，最后终于在 2008 年迎来政策的利好，但民营医院为熬过这痛苦的 8 年付出了巨大的代价，据粗略统计，约有三分之一的民营医院没有挺过来。今天剩下来的规范民营医院，都是具有一定代表性的医院。纵观这些医院，它们之所以能持续稳定发展，根本原因就是错位竞争。

如 2005 年，全国叫停公立医院承包乱象后，国家为了鼓励民间资本办医，又开了个口子，可以让自然人申请办理医院。这一时期，国家修订了《医疗机构管理条例》《医疗机构管理条例实施细则》。在这一政策的激励下，莆田系办的医院迅速发展。在自然人能办医院的同时，2006 年前后，部队医院开始将部分科室承包出去，莆田系最先从这一变化中发现了大商机。

精明的莆田系商人之所以能在夹缝中生存，打的就是差异化竞争的牌子，从而实现了错位发展。莆田系医疗机构在早期承包科室中，从来不跟随大医院的实力业务，而是剑走偏锋，从边角领域发展。

比如说，2000 年前后在祖国大地遍地开花的皮肤病、性病专科。这些科在正规医院里开展得并不多，因为这些病当时也不太多。但精明的莆田系人发现在改革开放繁荣之时，人们的性观念发生变化，大中城市的男女关系更加开放，加上当时生理卫生知识并不普及，感染性病的患者逐步增多，于是他们在全国兴办起了大量的皮肤病、性病专科。每天晚上在电台里做广播，由专家接听热线，每天白天在大街小巷的电线杆上、墙壁上张贴医治性病的小广告，这些违规小广告令监管部门头痛不已，一度成为当时中国城市中的一道伤痕。而在这一时期，大医院没有及时跟进的性病专科开始被民营医院大份额地占有。

到了 2005 年，企业办医院开始兴起，这些特色专科开始与企业联合开办专科医院，这一时期所谓的男科医院、女子医院层出不穷。据原卫计委的统计数据显示，2005年底，经历过市场的淘汰和新生后，全国民营医院的数量约有3320家，其中大多数是走错位发展道路的医院，名称上如骨科医院、肝病医院、男科医院、女子医院、美容医院、牙科医院、眼科医院等。

从现在的眼光来看，正是这种错位发展，让中国的民营医院得以在艰难困境中能有一处立足之地。从公立医院不愿做的专科入手，将市场不断细分，结合市场化需求走精细化发展之路，从而形成了今天的民营医院的特色。

四、民营医院要树立走市场化的理念

医院是治病救人的地方，天生具有公益性质，因此自中华人民共和国成立以来，医院就是由政府兴办的，即便是在中华人民共和国成立前由私人兴办的医院，后来也被收归国有。政府办医的一个重要特点就是：有政府财政支持，医院管理具有浓厚的行政色彩。而且在改革开放之前，患者还有普通人与高级干部之分，许多大医院设有高级干部病房，采取最优的治疗，其治疗费用则由单位全包。在这种思路的指导下，中国公立医院发展了整整30年之后，直至改革开放，才让民营医院有了发展的机遇。改革开放的一个重要特色就是坚持市场导向，让"无形之手"来引领市场的发展，实现资源的优化配置。所以民营医院从一"出生"开始，就必须面对市场，不能套用计划经济时代的公立医院的管理方法。

中国的民营医院，办的是民生保障事业，由政府指导收费，由企业家投入真金白银。与公立医院最大的差别是，民营医院一方面要投入巨大的成本，另一方面还要建立一个通畅的资金回收管道（收费与投入）。政府基本不会拨付资金给民营医院，公立医院由于没有资金方面的后顾之忧，又有政策支持，因此能着重发展高端医疗、吸引人才，在整体医疗质量上占有优势。

所以，只有走市场化道路才能让民营医院实现生存发展。无论是由挂靠门诊部变成允许设立民营医院，还是从专科医院走向连锁型发展，都离不开市场化运作。而且，随着老百姓市场意识的提高，市场经济的发展也给人们带来了思维的变化。

部分老百姓开始意识到，不管是民营医院还是公立医院，关键是来看病的，而不是来看医院的。部分公立医院的服务态度不佳，药价偏高，而且，公立医院有部分医生责任感并不强，服务上不够精细与优质，也让老百姓有些反感。

2005—2008 年，关于中国的医疗改革，许多研究机构认为"总体上是不成功的"，看病难、看病贵等问题依然存在，还会有相关人士认为，这可能是由于缺少市场化改革所致。

因此，在 2009 年，国家出台了《国务院关于深化医药卫生体制改革的意见》，标志着新一轮医疗改革正式开始。国家在民营医疗机构准入和执业等方面，不断出台鼓励性政策。2013 年，《关于促进健康服务业发展的若干意见》再度指出，放宽民营医疗机构市场准入以及完善财税价格政策，并提出 2020 年健康服务业总规模要达到 8 万亿元以上的目标。

民营医院要健康可持续发展，离不开市场化，这是一个本质问题，因为只有市场化才能激发民营医院的活力。同时国家也在不断完善监管机制，营造良好的社会氛围，鼓励非公立医疗机构健康发展。但非公立医疗机构目前还存在一些人才、技术力量等方面的困境，在医疗质量、社会信誉度方面也还有待提升。

民营医疗机构市场化后，矛盾也日益突出，20 世纪 90 年代末期进入矛盾爆发期，部分民营医院开始陆续退出，另一部分发展规范的民营医院则开始突出专科优势建设，进而发展成民营医院的标杆，甚至可以和一流的三甲医院分庭抗礼。可以说，在市场化的帮助下，一批民营医院迅速进入规模化发展的阶段。

从外部因素来看，政策的导向和市场的需求是影响民营医院发展的重要因素。从内部因素来看，则要看医院自身能否在社会发展的洪流中发展自己，从而适应社会的发展，跟随政策的变化，持续满足市场的需求。

有业内人士打了个比方说，办民营医院就像是种树，而现在很多人都是栽树。种树是从小苗开始呵护它长大，需要很长的时间，经历过时间的冲刷，根就会扎得相当结实，理念和文化就是它的根。现在很多投资者豪斥几个亿就开了家大医院，他们多是直接奔着经营而来，这就是栽树。

另外，医学需要道德来支撑，医学绝对不能全部用商业模式来支撑。这20多年来，为什么会有这么多民营医院办了又倒闭？其根本原因在于对商业模式的拿捏程度。医院的品牌推广靠的是口碑效应。患者愿意来就医，就说明医院的收费、服务等都比较合理。每个人都会比较，如果不好，患者就不会再来。民营医院要想长期稳定地良性发展，唯一的着力点只能是不断提升医疗质量和服务。

民营医院的市场化道路，主要是走社会办医的差异化发展道路，与公立医院形成功能互补、良性有序的市场竞争格局。比如说，政府鼓励社会办医要优先考虑新兴的、急需的健康服务，如老年护理、日间护理、临终关怀等。因为这方面是公立医院的弱项，他们满足不了市场，需要民营资本来参与。

在打造医疗产业链上，公立医院的核心是保持公益性，提升人才与医疗技术，盈利则在其他的链条端。民营医院市场化，首先要依法，这是办医的根本前提条件。第二是诚信，不能因为走市场化就糊弄老百姓，把小病说成大病，把没有病说成有病，总是想从病人的口袋里掏钱，而置诚信与道德不顾。第三是在诊疗上要有严格的规范。诊疗方法要经过科学验证，国际有国际的指南，国内有国内的规范。不能因为市场化要赚钱、要盈利，就把病患的治疗时间拖长，过量用药。尤其是在手术中，用药必须要严格规范。

民营医院都有一个做大做强的梦，但要成为百年医院，光有技术、资金和土地是不行的，诚信才是立身之本。否则光考虑市场化，就会在不经意中将事业给毁了，最终被社会淘汰，这是市场化过程中要注意的一大原则。

所以，伴随着市场化的推进，国家及相关行业协会要进一步加强对全行业的监管力度，坚决依法惩治和打击违法违规、损害群众利益的行为。国家在简政放权的基础上，要进一步优化服务，推动行政审批体制的改革，转变政府职能，加强监管和指导的力度，按照国务院的要求，"放、管、服"相结合，督促并推动社会办医的良性发展。

五、坚持市场化理念要有准确的战略定位

无论是办医院还是办门诊部，首先要有一个清晰的定位。定位表现在两个方面，一是专业定位，即干什么；二是市场定位，即如何干、为谁干。

什么是定位？一提到百度，人们立即会想到搜索引擎；一说到王老吉，人们自然会想到凉茶；一说到格力，人们首先会想到空调；一提到劲霸，人们第一反应是男装，这就是定位。当一个企业有了清晰的定位，这个企业才能在发展中形成核心竞争力。企业最重要的资产不是货币，而是在消费者大脑里是否拥有一个代名词。纵观行业内的知名品牌就会发现，但凡成功的品牌，都能在顾客心中成功占据某个深刻的印象。

最早提出定位概念的是美国营销学家艾里斯和杰克特多特。他们合写了《定位》一书，该书提出了被称为有史以来对美国营销影响最大的观念——"定位，改观人类满足需求"，开创了"脱出竞争"的营销之术。该书深入地阐释了定位理论和操作方法，并附有丰富的实战案例解析，指导企业家如何成功对企业进行定位，从而获得商业成功。

民营医院要走市场化的道路，这已经成为民营医院的行业共识。改革开放 40 年来，走市场化的道路逐步成为民营办医的理念。但是，市场化理念需要有战略定位来支撑。一般来讲，创办企业的定位有三个层面：一是企业目标定位，即发展成什么样的医院，也就是企业的愿景是什么；二是技术市场定位，即发展成什么特色，以什么样的专科为主导；三是市场消

费群体的定位，是面向中低收入家庭，还是针对中高端富豪阶层？这三大定位又可以统称为企业战略定位。这是每一家民营医院必须考虑的，主要涉及以下几大因素。

首先要清晰所在城市的经济发展水平。

当地人群的经济承受能力和支付能力，以及对医疗服务不同层次和品质的需求决定了医院在服务领域和运营规模方面的定位。比如高端医疗针对的是富裕人群，而这类人群多分布于北上广深等一线城市，且相对于大众来说数量较少，因此，目前高端医疗类医院多分布于一线城市且规模有限。

其次是当地的医改政策。

各地在医改政策细则落实方面和推进程度不同，因而民营医院在进入和运营方面所遇到的政策法规壁垒以及市场竞争环境也各不相同，故在服务领域、进入模式以及竞争策略方面也需要做相应调整。比如江苏省宿迁市在 2000 年就已开始进行医疗改革，并在 2003 年成为全国仅有的全是民营医疗机构的地级市，其政策环境已相当成熟，因而政策壁垒相对较低。但由于民营医院之间的竞争已相当激烈，供给日趋饱和，因此如何在医疗服务和价格上取胜并夺取市场份额会是管理者要重点考虑的因素。相对而言，在一些"试点"城市，虽然部分政策细则的落实还有待探索，但是整体政策环境宽松，公立医院改革正大力推进，同时社会资本又未充分涉足，因此有可能是较好的市场切入点。

第三是税收优惠政策考量。

在人口老龄化和医改步伐加快的进程中，伴随着国家相关政策的密集出台，民营医院的快速发展值得期待。但现有税收优惠政策出台时间较早，且向非营利性医疗机构（以公立医院为主）倾斜，和行业发展的现状及趋势的契合度有待提高，政策的系统性及前瞻性亦显不足。因此，我们预期未来国家会从行业角度统筹规划，制定或完善配套的税收优惠政策来鼓励和支持民营医院的发展。对于行业的潜在投资者，建议应考量现行税收优惠政策下税务成本的经济性，并对未来的行业政策保持密切关注，以评估其带来的税务成本变化和对经营模式的影响。

第四是供需状况。

由于大多患者趋向于就近就医，医疗服务有较强的服务半径限制，因此投资者应当考虑当地人群的疾病谱，分析市场潜力和医疗服务的供给。存在供需不平衡的市场会是较好的选择。

关于医疗服务项目，投资者应当结合市场状况和各服务板块的市场前景确定自己的经营项目。比如专科医院投资额度相对较小且运营也更加容易，但是因其进入壁垒小、较容易复制，有可能会面对激烈的竞争并被挤压盈利空间。相比之下，综合医院投资周期长、风险高，且经营管理难度大，但较难以复制，一旦确立了公众认知度，较难被取代，先入优势明显。投资者应当结合自身实力和投资目标选择恰当的医疗服务项目。

关于进入模式，投资医院大致有新建、收购私立医院以及收购或者托管公立医院四种模式。我们将会在下章详细分析这四种模式的利弊和发展态势。

在市场化道路上，民营医院还要考虑自己的特点。如果民营医院还处于发展初期，相对于公立医院在综合实力和运营环境方面都处于弱势，因此采取差异化经营仍将是民营医院战略定位的主调。我们在战略定位时要充分意识到，医疗服务行业主要有四个增长热点。

一是高端医疗服务将是大趋势。

高端医疗是针对富裕人群所提供的个性化、高质量的医疗服务。据2016年的消费者调查显示，国内消费者对医疗体系满意度仍在三成左右，在对服务价格敏感度不高或者享有高端医疗保险的情况下，消费者自然会转向高端医疗。可以看到，国民收入的提高、中高收入人群的崛起、商业保险的发展以及民众健康意识的加强还将持续推动我国对高端医疗的需求。与此同时，政府为了保证基本医疗需求的满足度，已提出限制公立医院特需服务的供应量，进一步拉大了高端医疗的供需差距，因此民营医院在该板块有望保持快速增长。

二是高端医疗在地域上开始下沉。

高端医疗的目标客户主要为在国内工作的外籍人士和中国本土高端人

群如企业家、高级管理人员、富商以及名人等。这类人群目前多聚集于北京、上海、广州、深圳等大城市，因此高端医疗医院和诊所也多分布于一线城市。随着国民收入的进一步提高以及大型城市的辐射效应，高端医疗会逐步向二线城市扩展。如和睦家早期运营主要集中于北京和上海，而目前已扩展到无锡、广州和天津，并计划在将来向成都、青岛等二线城市延伸。

三是热门的专科领域开始在服务人群上进行转移。

我国民营医院早期的经营项目主要是技术门槛相对较低的专科领域，竞争激烈且同质化严重，因而选取高端专科医疗服务以获得和公立医院及其他私立医院差异化定位成为应对之策。如和美医疗正是顺应了民众生活水平的提高、中高端人群的崛起以及社会对于妇儿健康越发重视的趋势，同时也是为了应对中低端妇女专科医疗服务同质化竞争的问题，从早期的中端妇女专科医疗服务向高端妇儿医疗转型。

四是医疗旅游在全球呈现一个快速增长的态势。

消费者开始选择去医疗质量较高而价格相对较低的国家接受治疗并观光旅游，如印度、泰国。我国具有相对较低的医疗服务价格、高水平的专业人员和丰富的旅游资源。从长期来看，我国医疗服务的供给将在政策的带动下日趋丰富，医疗旅游有望成为新的热点。

在不同时期采取不同的差异化竞争策略才是民营医院走市场化道路的核心战略。无论是早期的公立医院科室承包还是业务细分、服务项目增设、装修特色以及新技术开展等各方面，依照市场来定位、设计自己的战略思路，这是民营医院的一大优势。当积累了一定的经验与资本之后，在响应国家"鼓励发展高端医疗保健"政策等方面，民营医院可以早于公立医院先行一步，闯出自己的特色，最终形成能与公立医院共同实现各有分工、各具特色、共享医疗市场的大格局。

第四章
民营医院的主要类型

一直以来，中国的医院事业发展主要是由政府来推动和兴办的，也就是说以公办为主；以至于直至今天，以国家信用为背书的公立医院在整个医疗市场中都占有绝对的优势。1978 年改革开放之后，民间资本的投资医院才开始慢慢走向前台，与公立医院相对的民营医院逐步出现。

民营医院的划分又可以细分为两类。一类是纯粹由民间资本投资兴办的医疗机构，又称为民营医院，如广州的紫荆医疗集团；另一类是不由国家财政出资，而是由国有企业出资创办，后来在企业改制时，将创办的医院进行股份改造或私有化而形成的医院类型，这类医院与公立医院的不同之处在于其原始资本可能是国有的，但同时，其后续发展是面向市场且自负盈亏的，如武钢医院、一汽总医院等，这类医院被称为改制的民营医院，也属于民营医院范畴。上面两种医院就是本书所述的民营医院概念，即既包括民间资本投资的医院，又包括国企改制后的医院。

根据民营医院的发展脉络，中国民营医院大体分为四种类型：

第一类是莆田系。

莆田系是我国最早进入民营医院行业的，莆田系现在大约有 8000 家医院。关于莆田系的详细情况后有专门章节叙述。

第二类是行家创办的医院。

这类民营医院多为下海的公立医院院长或有专长的医疗技术人员开办。

如治疗痔疮的专科医生，他们也像莆田系一样，先在公立医院承包一个科室，后发展为一所肛肠专科医院。又如广州珠江医院的侯瑞兴和谢振荣以及他们的师哥黄卫东等，他们有手外科的技术专长。黄卫东第一个下海，在广州银行医院承包手外科，后发展成为我国第一家手外科医院，而谢振荣、侯瑞兴几乎是同时在公立医院承包手外科。谢振荣在珠江三角洲发展，分别在广州、深圳、中山、顺德创建了以手外科为主要特色的四所医院。侯瑞兴在老家苏州发展，也创建了以手外科为主的综合性医院，他们二人后来都成立了医疗集团。

像谢振荣、侯瑞兴一样，有专长的医生们根据自己的专长，离开原来的工作单位，自己创办医院。专业是医治肿瘤的，就出来创建肿瘤医院；专业是骨科的，就出来创建骨科医院；专业是医治心脑血管病的，就出来创建心脑血管病医院。这一类型的医院，是我国民营医院的主力军，他们遵循医疗规律办医院，坚持走人才技术的发展道路，经过十多年的努力，医院发展得有声有色。它们有的从一个名不见经传的小医院，利用每年的利润积累不断扩大规模，买地、建房、采购先进的设备、引进高水平人才，床位达到上千张后，便一跃成为三级规模且在当地影响很大的民营医院；有的则发展成为独具特色、解决问题能力非常强的专科医院。

还有如左岚博士和肿瘤科专家徐可诚等人创建的广州复大肿瘤医院，他们以冷冻、消融为主要特色技术治疗肿瘤，成为我国肿瘤医院的一面旗帜，扬名海内外，现在也越做越大，越做越强。再如由夏子金、王保山创建的西安凤城医院，由原来仅拥有 200 张床位的小医院，发展到现在拥有床位 1200 张的医院，且该医院目前正在筹建一栋新大楼，其目标是发展成为拥有 2000 张以上床位的超大型综合性医院。

这些类型的人创办医院，如果说与莆田系进行长跑比赛的话，那么莆田系就显得有点急功近利，长跑是难以跑过他们的。

第三类是财团办的医院。

财团办的医院特点鲜明，因为他们资金雄厚，投资往往能够一步到位，故医院的占地面积较大、规模大，医疗设备先进，很容易快速形成优势。

这种类型的民营医院可以与公立大医院相抗衡，如东莞的东华医院就是其中一例，该医院是由香港实业家李胜雄先生投资创办的一所现代化综合性医院。该企业集团官网上称，医院总投资 8.4 亿元，占地 150 亩（约 10 万平方米），医院门（急）诊每天平均接纳 6000 人次就诊，住院楼开设床位 1800 张，拥有 PET-CT、ECT、直线加速器、西门子模拟定位机、西门子 DSA、64 排螺旋 CT、核磁共振等大型先进设备。这种类型的医院有很强的竞争力，不是大众传统印象中的民营医院，而是具有与公立大医院相抗衡的实力的现代化大型民营医院。虽然这一类型的医院在整个民营医院比例中只占很小的份额，但其医疗设施水平和质量都很高。

再如东莞康华集团。东莞康华集团是一家综合性企业集团，主要经营范围包括房地产、金融、环保和医疗等方面。东莞康华医院就是由东莞康华集团投资的。康华医院一经建成，就是一所超大型医院。康华集团是较早进入医疗行业的企业集团。该企业官网显示，东莞康华医院由东莞康华集团投资 26 亿元建成，于 2003 年 12 月奠基，2006 年 11 月正式开诊，是一所生态式的大型民营三甲医院。2016 年 11 月 8 日正式在香港联交所主板上市。2018 年 6 月通过三甲复审。

又如，恒大集团在海南省建设了博鳌恒大国际医院，该院与美国哈佛医学院附属丹娜法约癌症研究院以及哈佛医学院布莱根医院、广州医科大学附属第一医院共同合作，建立了处于世界领先水平的癌症研究治疗中心。该院引进了多项国际顶尖医疗设备，如西门子 3.0 核磁共振、西门子 PET-CT。此外，医院已启动了质量中心建设，引进了全球最先进的达芬奇机器人手术系统、质量重离子治疗系统（俗称质子刀）。该系统具有较高的精准度和杀伤力，被称为是最先进的肿瘤放射治疗方法之一。值得一提的是，恒大国际医院大手笔投资的医疗设备，可与美国布莱根医院的设备实时联机，实现了国际联合诊疗。这种"资本＋技术＋国际合作"是财团医院的显著特点。

根据武汉亚洲心脏病医院（以下简称武汉亚心医院）创始人谢俊明先生 2019 年 4 月在香港湖北社团总会官微上发表的一份自述表示，该医院前身是于1993年开业的武汉亚洲大酒店。酒店从开业那天起，每天都爆满，一年的收入达1.2亿元。但从1996年起，入住率和房价都开始急速往下跌，即使600多元一间的房价，入住率也不足70%。一次偶然的机会，一位医疗界的好友和他聊天时得知了这个情况，并向他建议将酒店改建成医院。就这样，谢俊明先后去新加坡和台湾地区考察了当时最成功的私立医院，回来再委托专业的公司进行市场调研。1999年11月11日，武汉亚洲心脏病医院正式开业，直至今日，他一直将医疗事业认定为事业的终极目标。现在武汉亚心医院是一家三级甲等心脏病专科医院。医院可开展内科（心血管内科、心血管疾病介入）、外科（心脏大血管外科）、儿科（小儿心脏病）、小儿外科（小儿胸心外科）及急诊医学科等诊疗项目。19年来，该院接诊来自全国的心脏病患者累计400万余人次，成功完成各类心脏手术30余万例（截至2018年12月底）。此外，该院率先开展的20多项新技术，刷新了省内和国内纪录，填补了技术空白。

像东华医院、康华医院、武汉亚心医院、恒大国际医院等，均是由财团投资的大型综合性医院，这些医院投资规模大、起点高，技术力量雄厚，解决病患问题的实际能力强，深得政府和人民群众的信任，其经营状况一般都非常好，已经成为民营医院中最出色的一部分。

第四类是上市公司收购的医院，形成了新的医疗集团。

在"新医改"政策鼓励社会资本办医的推动下，中国新的医疗集团逐渐成形，形成四大医疗集团格局。

所谓四大医疗集团，是对华润医疗集团（以下简称华润医疗）、中信健康产业集团（以下简称中信医疗）、北大医疗产业集团（以下简称北大医疗）以及上海复星医药集团（以下简称复星医药）的总称。四大医疗集团旗下的医疗机构共有超过2万张的床位。根据华润医疗、北大医疗、复星医药2016年的财报显示，在未来不长的时间内，它们将分别实现一万张床位的规模目标。若果真如此，它们将成为中国医疗服务市场上极具影响的社会办医力量。

（一）华润医疗：大手笔并购实现规模扩张

据公开资料显示，华润医疗2011年成立于香港，是华润集团有限公司的全资子公司。据《21 世纪经济报道》2014 年的一篇报道透露，在淮北收购前，华润医疗已经拥有广东三九脑科医院，昆明市儿童医院、华润武钢总医院西区和东区，以及徐州矿山医院。在完成数次大手笔收购后，2016 年起，华润医疗一跃已经成为四大民营医疗集团当中规模最大的医疗集团。

值得一提的是，昆明市儿童医院是云南省最大的儿童医院，后被华润控股，华润医疗与昆明市卫生局分别持有合资公司 66% 和 34% 的股份。昆明市儿童医院改制的真正意义在于，它给此前没有任何办医经验的华润医疗提供了一个探索医院管理模式的平台。

2018 年 4 月 8 日，华润医疗集团并购凤凰医疗集团，华润凤凰医疗集团旗下共有 109 家医疗机构，其中包括 9 家三级甲等医院，12 家二级医院，34 家一级医院和 54 家社区服务中心，共有床位 12 480 张，若按床位数量计算，华润医疗是亚洲最大的医院集团。

（二）中信医疗：双轮驱动勾勒运营模式

和华润医疗一样，中信医疗亦成立于 2011 年，是中信集团的全资子公司，但与华润医疗相比，中信医疗背后这棵大树则更加强大。公开资料显示，截至 2018 年末，中信集团总资产超过 6 万亿元，位于央企第二位，已经连续多年入选世界 500 强企业。中信医疗负责人曾公开表示，中信医疗将借助中信集团的资金优势，采取产业和资本双重驱动来满足资金需求。

目前，中信医疗旗下拥有湘雅生殖与遗传专科医院、中信惠州医院、杭州整形医院、杭州手外科医院等并购医院，以及参与改制的广东省汕尾市直属的三家公立医院，即汕尾市人民医院、汕尾市妇幼保健院、汕尾市第三人民医院，此外，还在深圳与厦门开设有健康管理中心。中信医疗旗下医疗机构拥有床位数已经有 6000 多张。

2014 年 8 月，中信医疗与汕尾市签订《公立医院改革合作协议》，三家市属公立医院的资产，包括土地、房屋、设备等，由汕尾市政府委托国资委持有，汕尾市国资委以这部分资产作为投入，与中信医疗共同组建一家新的公司，持股比例 4∶6，即汕尾市国资委占 40%，中信医疗占 60%。

公立医院改制的难度以及同时改制三家医院的体量，都对中信医疗提出了很高的要求，尤其突出的是，公立医院的非营利性意味着中信医疗无法直接从医疗服务本身获得回报。为了解决这个问题，中信医疗确定的思路是区域医疗产业化运营，后又进一步提出"医养结合，以医促养"的发展模式。

（三）北大医疗：商业模式的原点是医院网络

与华润、中信两大央企的医疗集团比，北大医疗在2014年之后的医疗投资并购方面表现得更加活跃，从资本和医疗两个维度衡量，北大医疗虽然在资本方面略逊一筹，但拥有来自北大医学部的支持，则是北大医疗得天独厚的优势。

目前北大医疗旗下已经拥有北大医疗鲁中医院、湖南恺德医院、北京新里程肿瘤医院、吴阶平泌尿外科中心，以及目前规模最大的非公立医疗机构北大国际医院。2015年，北大医疗康复医院建成使用，并于2016年在第九届健康中国论坛上被授予"中国康复医院领导品牌"荣誉。就当前的规模来说，北大医疗旗下的医院网络床位数已经突破6000张，离北大医疗未来的目标（万张床位规模）已经是几步之遥。

医院网络是北大医疗商业模式的原点，北大医疗希望在未来能建立起一个覆盖全国的医院网络。北大医疗CEO吕和东曾表示，有了医院网络做依托，北大医疗价值链上的事情就可以做起来，比如药品配送、融资租赁、养老康复。目前，北大医疗旗下的医疗机构主要包括自建和并购两种形式，在基本医院网络布局实现后，他们将探索出一整套医院管理模式。

（四）复星医药：医疗并购的资本大玩家

复星医药是四大医疗集团中唯一一家民营企业，资本运作能力强是行业内外对复星医药的普遍评价，这也决定了复星医药在四大医疗集团中迥然不同的风格。目前，复星医药旗下控股的医院包括济民医院、广济医院、钟吾医院及禅城医院等。复星并购的医院都是以民营医院为主，这或许是与民营资本自身所携带的基因有关。但随着外部环境的变化，复星医药逐渐开始尝试与公立医院合作。尤其是 2015 年混合所有制概念骤然火爆后，复星医药连续与温州市中医院、齐齐哈尔第一医院、玉林市医疗集团等公立医疗机构达成合作协议，建立新的医疗机构。复星医药旗下的医疗机构的床位数总量已经接近 8000 张。

与其他几家医疗机构不同的是，复星医药是在已经具备相关产业链的条件下进入医疗服务领域，并购新的医疗机构以在集团内构建出全产业链的格局的，而且随着患者数量的增加，医疗数据反过来还可以帮助药品的研发，以肿瘤为例，其收购的医院将嫁接肿瘤诊断，而采集的数据则将用于药品的研发。

其实上市公司和大财团都积极投身于医疗和大健康产业，恒大集团的大健康产业做得风生水起，他们不是靠收购医院来走捷径，而是自己新建医疗机构，他们的养生谷项目和海南博鳌国际医院等已经崭露头角，恒大健康产业的发展大有超过四大医疗集团之势。

另外，在这里不得不提的是远东医疗。远东医疗以上海宏信医疗控股有限公司为专业平台，以医疗机构为核心，通过投资并购、公立改制等方式开展投资业务，致力于实现医疗行业资源的优化配置，推进产业持续升级，同时联手台湾彰化基督教医院优秀的管理资源，持续完善医院运营管理体系，加强学科建设，改进服务质量，全面提升学科技术水平及服务能力。截至 2018 年底，远东医疗已在东北、华东、华南、西南等全国多区域形成以骨科、肿瘤科、妇产科、肾病科等为重点学科的医院布局和以大专科、小综合为特色的医院集团架构。

远东宏信本是医疗设备供应商，同时兼做医院医疗设备的租赁业务，与民营医院打交道多了，他们对全国各地医院了如指掌，收购医院具有特殊的优势。截至 2018 年底，该集团已经收购了 52 家民营医院，还有一些并购业务正在洽谈之中。远东医疗虽不像四大医疗集团那样轰轰烈烈，但在业内也俨然成为一个强有力的派系。

随着并购医疗机构蔚然成风，越来越多的企业将医院视为战略性收购标的。除了原来的四大集团华润医疗、中信医疗、北大医疗、复星医药以外，恒大集团、信邦制药、三诺生物、平安保险公司、远东医疗等相关集团也开始大举进攻医疗行业，多元化社会资本的涌入，正在重塑国内医疗服务的格局。

另外，随着针对医生多点执业、开办诊所等政策出台，社会资本进入医疗行业的大门正在开启，并不断加快发展步伐，各类资本玩家纷纷投入医疗行业，这已经成为一种常态。如红杉资本斥资 3 亿元投资北京儿童医院；信邦制药新建民营医院；阳光人寿投资 11.98 亿元控股山东潍坊阳光融和医院；万达集团投资 150 亿元在上海、成都、青岛建设三家名英慈万达国际医院等。

综上所述可以发现，上市公司中像华润医疗和中信医疗这类国有企业收购的医疗机构，几乎都是大型国有企业的职工医院，这类国企自办的医院不属于政府主办的公立医院，在行业内也被列为民营医院的范畴。而复兴医药和远东医疗本身就是民营企业集团，他们收购的医疗机构则大多是民营医院。这些特点也说明，在医疗并购领域，国企之间更容易促成交易，而民营则更喜欢与民营打交道。

这种现象在一定程度上说明，在医疗行业的并购潮当中，管理模式的基因也往往决定了并购能否成功，这是一个不容忽视的关键因素。

第五章
民营医院的营销模式

作为中国开放最晚的行业之一，医疗服务业长期以来并没有把市场营销作为医院管理的一个重要组成部分，营销管理也没有被要求成为医院管理者必备的知识和技能。当民营医院自 2000 年快速崛起后，市场营销工作在医疗行业中陡然被提到很高的位置。

可以说，做不好营销工作的民营医院都是不温不火、难以生存的。那些做得好的民营医院都是市场营销的高手。但是纵观中国民营医院发展史，在很长的一段时间内，医院对市场营销的认识大多表现在投放广告、加大传播力度、优化服务措施和操作等方面，系统且整体的医院优秀营销案例依然不多。

医院发展最终要在市场上见真章，日益严酷的行业竞争，必然会推动营销工作的不断进步。每个行业都有自己的营销模式，有些营销模式是各行各业通用的，有些营销模式则是某个行业自己所独有的。比如说传统百货店销售商品，就是通过设立门店、从渠道进货再卖给消费者，从而达到产生利润的目的。而在互联网发达的"淘宝时代"，同样是销售日用货品，其营销模式却发生了根本性的变化：不用设立门店，也不用去专业市场批发货物，而是直接从网上接单收款，然后向工厂下单制造，最后由工厂直接快递至消费者手中。这就是营销模式的区别。

民营医院的营销工作与百货业的营销有共同点，也有不同之处。首先，民营医院在本质上还是一家医院，其营销模式与公立医院是基本相同的，都是为患者服务，通过解决病患的需求而达到收费的目的。但两者之间又有所不同，公立医院是以公有制为主体的医院，其管理结构因为偏重于政府的行政管理，对市场的敏感度并不高，而又因为有政府信用的保障，故公立医院对医疗技术水平建设要求很高，在业务上追求大而全，品牌上追求高公信力，这是民营医院一时难以达到的水准。

正是因为这些不同的特点，民营医院在营销模式上既要拜市场为师，走市场化、特色化的道路，又要不断地探索，推陈出新，以"市场 + 公益"模式灵活运用，才能在竞争激烈的医疗市场上，与公立医院共享一片蓝天。同时，民营医院又可通过差异化的竞争，占据自己独有的资源，以特有的营销模式形成自己的核心竞争力，在医疗市场上发展壮大。

一、医院营销的痛点与解决之道

对二十多年来中国民营医院的营销模式进行梳理后，我们可以大致了解其发展脉络和基本发展特点。

首先要弄清楚医院营销的定义。医院的营销首先是以医疗消费需求为出发点的，通过有计划地组织各种医疗经营活动，来为健康需求者和利益相关者（统称为医疗顾客）提供满意的医疗技术及健康服务，以实现医院整体目标。这个过程中所开展的一系列必要活动就叫医院营销。

医院应如何做好营销工作？无论是公立医院还是民营医院，首先都要认清自己的行业特点与所处的现状。从近几十年的医院营销发展变化来归纳总结，目前医院营销主要有以下特点。

一是服务观念落后。

与百货零售、餐饮等行业相比，医院业的服务观念是落后的。用现代营销学的观点来看，造成这种服务观点落后的主要原因，一方面是因为我国的医院，初期多数是由政府全资主办的，院方主要领导有行政级别，体制上不以市场为主要导向，服务意识上自然难以适应市场需求。另一方面，公立医院具有保障民生的属性，不能用投入与产出的思维去衡量，很多时候需要服从大局意识，这在一定程度上弱化了以市场为导向的服务定位。纵观国内现有的医院，大多数医院还是以医院为中心，坐等患者上门求医，很少有医院站在患者即消费者的角度，深入社区基层寻找病人，自己到患者家中主动进行医治。有些医生甚至还不知道要将患者当作特殊的消费者来看待，当要对患者耐心解释时，还是对患者有一种居高临下、颐指气使的态度。而患者本身处于弱者地位，对医生的态度也是无可奈何，只能忍气吞声。有时实在是逼急了，可能会发生患者家属怒砍医生的极端医患事件。当然，这只是少数情况，孰是孰非，应视情况来定，不能一棍子打死。

二是服务存在趋同性。

服务的趋同性是指没有对服务市场进行细分，对各类病种的患者群体只统一提供一种服务。随着消费者需求的不断变化，有些患者虽然患的是同一种病，且病情相似，但不同的患者之间的需求还是存在很大差异的。而医院针对患者所给的处方几乎一样，这也是营销方面的不足之处。

现在有些民营医院在这方面开始有所改善。比如会对患者进行大数据分析，对患者的一些亚健康问题提出综合方案，制定相应的方案套餐，让病患根据自己的消费能力来进行选择，从而得到更加全面的医疗服务，在改善患者健康的同时也提高了医院的综合效益。但从总体上看，这些服务仍不算太普遍。

三是营销组织不健全。

无论是在国内还是在国外，医院有其公益性的一面，但也必须有市场化的行动，尤其是对民营医院来说，市场化的过程也是其企业化的过程。只有构建了完善的营销组织，才能对医院的做大做强有所帮助。如果医院内部缺乏营销策划、品质管理、公益文化等部门，这就会限制医院在市场化进程中进一步扩大其营销能力，从而限制其吸引到更多的病患。

四是宣传力度不够。

每个行业都离不开宣传，医院行业也不例外。在很多情况下，许多人对医院的形象还是以公立医院为标准，如主任医师多、有专家挂号、有高端设备、名医主刀做手术等。曾几何时，人们对医院也形成了一种固有的不好印象：收费高、服务差、不给更多的钱，医生就不会用进口药或更先进的治疗方法等。如今医院在引导和转变消费者传统观念方面的宣传力度有所进步，但仍然不够，以致患者对民营医院在心理上天然存在着一种抵触与担忧的心理。如何转变消费者的观念，做好医院自身的宣传是重要手段，只有不断提升医院的软硬件水平并将这些良好的文化及时广泛地宣传出去，医院的品牌形成了，让患者与家属感到非常满意，一想起这间医院都是一些好的印象，那么这间医院才会得到更大的发展，当然其也要承担起更多的救死扶伤的责任。

总体而言，当前民营医院的营销模式主要存在上述问题。要解决上述问题，需要重构医院的营销及服务体系。综合国内诸多成功医院的经验，做好营销工作主要从以下几个方面着手。

首先要对医院有正确的定位。

如今中国的医疗机构有 2 万余家，消费者对不同医院所提供的医疗服务并不是那么清楚，所以医院，尤其是民营医院，首先要根据自身的资源以及竞争对手的状况、所在城市的医疗格局等因素，对自己所处的行业地位及特点进行正确的定位，使医院的服务在消费者心中形成一定的特点，这样有利于与竞争者区别开来，给患者留下深刻的印象。比如现在有一些医院在名称上就带有"肾病""皮肤病""肝病"等字眼，其目的就是为了明确在患者心中的定位。

其次要搞好内部营销工作。

现在我们一提到营销，都认为是将自己的产品更好更快地卖给别人，总觉得营销就是对外推销，而忽视了内部营销。而对于现代医院的管理来说，内部营销是一个机构、团队的最大潜力能否更好发挥的重要因素。

所谓内部营销就是指将职工看作是内部消费者，以先满足内部消费者为目标进而达到满足外部消费者目的的营销。对于医院来说，内部营销应先于外部营销。针对医院职工服务观念滞后的问题，医院应为职工提供令其满意的价值，提高职工对医院的满意度以及忠诚度，从而使职工通力合作，转变服务态度，让消费者满意。有了一支作风优良的内部职工队伍，医院的整体发展自然如虎添翼。

民营医院的发展经验表明， 一定要善于提供差异化服务。

为了吸引更多患者，医院应站在患者的角度，以他们为出发点，为其提供一些区别于其他医院的服务，以差异取胜。这也正是民营医院这么多年来，做得比较好的地方。要想从综合能力与大型公立医院竞争，不如从差异化的地方做精做细，从而获得一批患者的认可。比如广州的紫荆医院最初就是从手外科开始做起，慢慢地在这一领域形成口碑，获得长足发展。

要做好营销工作还要打造强有力的医院品牌。

随着互联网逐渐介入医疗行业，医院未来的竞争从某种程度上讲虽然更多的是医院品牌的竞争，但多数医院陷入了名气就是品牌的桎梏中，这种品牌意识的落后与医院过去一直处在计划经济体制下不无关系。医院在品牌化的过程中并非会一帆风顺，相反，还可能会受到不正当手段的阻挠，这就要求医院在精心打造品牌的同时，还要精心呵护这个品牌。

同时还要处理好价格问题， 树立诚信的形象。

群众对医院药品及医疗服务的价格向来十分敏感。随着医疗服务价格改革的实施，医院在医疗服务的定价方面拥有了一定的自主权，可以根据自身情况调整医疗服务的收费标准。但近年来，医疗卫生行业出现了一些不正当的行为，甚至是欺诈行为，一些医院失去了诚信，给患者带来了很坏的影响，有的医疗机构甚至出现信任危机，这是不应该的。医院应该在诚信上下足功夫，围绕诚信做大文章，让诚信成为医院发展的基石，促进医院的良性发展。

最后就是要加大宣传力度。

医院可以自己建立专门的广告策划部门，也可以聘请公关公司作为服务方，为医院制订宣传计划、策划宣传活动等。为了打造医院独有的特色和在消费者心目中的品牌形象，医院还应注重与新闻媒体的沟通，抓住正面新闻，扩大传播渠道，引起公众的关注，久而久之就能提高知名度；在重要时间节点，如护士节、敬老节等开展和参加社会公益活动，如义诊、扶弱济贫等，可以在消费者心中迅速树立起良好形象；平时可利用节假日，多举办一些社区医药保健知识讲座，组织群众参观医院，与医生面对面交流，让群众在提高健康意识的同时，也更加了解医院的专长。另外，医院作为与生命相关的企业，还应准备好危机公关应急预案，一旦发生突发的或不可预测的危机事件，要有专门的部门加以应付，能快速有效地调动资源，在突发事件发生后，能尽快减少负面影响，维护好医院的利益与声誉。当然这不是说让医院在出现危机后逃避责任，而是要快速跟进，为妥善处理好问题做好必要的准备。

二、合格营销经理的工作要点

营销工作最终要由人来执行落实，要做好营销工作离不开好的营销经理。那么如何当好民营医院的营销策划经理，这是一个重要管理课题。从多间优质医院的发展经验来看，一个好的医院策划经理应该是位多面手，有业内人士对这个重要职位的要求得出了这么一个公式：策划经理 = 营销战略高手 + 品牌策略能力 + 传播策略高手。作为医院的营销策划人，其核心工作就是制定医院的发展策略，形成可执行方案，帮助医院达成经营目标，让营销策略最终能发挥出应有的、可度量的价值，在树立良好的社会品牌形象的同时，为老板及股东创造价值。

作为一名营销策划经理，要有深刻的洞察力，要清楚地知道问题出在了哪里，找出了问题所在，也就能帮助医院管理者、决策层解决了一大半问题。民营医院的主要问题在哪里呢？医院自身、患者和竞争对手，这三者是医院经营的基本三要素，如何处理好这三要素之间的关系是医院营销的永恒课题。下面将阐述营销经理的工作要点。

（一）处理好竞争与合作的关系

竞争是商业活动的常态。不管是从产品角度还是从用户角度思考问题，竞争都是一种客观存在。如何处理和竞争对手的关系，对民营医院来说是一件大事。处理得好，大家可能成为朋友，抱团发展，与公立医院各占半壁江山；处理得不好，不但难以在市场立足，在强大的公立医院面前，更是难以生存。虽然现在全国各地的民营医院越来越多，但同时我们也要清晰地看到，每年倒闭的民营医疗机构也是成百上千的，其中有不少是在与同行竞争的过程中被淘汰的。

对于这一关系的处理，我们可以借鉴《孙子兵法》中的"先为不可胜，以待敌之可胜。不可胜在己，可胜在敌。"在竞争中，民营医院先要创造条件，使自己在某一个或几个领域中处于不可被超越或模仿的地位，只有自己处在领先的地位，才能让对手不敢轻举妄动，而且对手也会在这一领域主动寻求合作，这就是一种高超的医院营销策略。这类营销策略，解决的是医院竞争力的问题。比如说，大家所熟知的4P营销（即产品、价格、渠道、宣传），就可以充分运用到竞争与合作中来，为整个医院的盈利创造良好的环境。

"先为不可胜"对医院来说，就是要对内部资源进行整合、管理，对产品、价格、宣传，每一个方面都要有"不可胜"的极致追求，这就需要策划人员有深刻的认识，能洞察患者在某一方面的内在需求，并积极发掘出来。这个内在需求可能不是表面上就能看出来的需求，也不要试图从患者的简单需求去认知其内在的真实想法，有时要反其道而行之，有时要整体认识到行业特点，这都需要高超的营销技巧。

（二）处理好同质化与品牌化的关系

每一家医院总是有自己的特色，持续讲好这个特色故事，可能就能形成一种品牌。从根本上讲，打造品牌是为了更好地为患者服务，从而获得持续的客源和超额的利润。要在当前民营医院服务趋向同质化的大背景下做到让患者一目了然并记住医院品牌，信赖医院的服务水平，这是很考验营销水平的。

那么要如何做到这一点呢？医疗行业的营销界普遍认为，要做到这一点，需要从患者的感知层面出发，从视觉、听觉、嗅觉、味觉、触觉五大角度，为品牌创造出与众不同的符号。如东莞的东华医院，一进门就能感受到港式的服务风格——在前期引导阶段基本上是"一对一"的保姆式服务；如佛山禅城医院"禅者修心，医者救人"的大牌匾充满禅意，让患者感到非常踏实，这都是品牌逐步形成的外在表现方式。

营销策略贯穿于医院管理的方方面面，使医院产生了不同的特点，并对患者第一印象的形成起到了很大的作用。哪怕民营医院在硬件水准上有所不足，但如果在软环境上能做到细致入微，也能使患者内心深处产生信赖感。

（三）处理好用户与竞争对手的关系

前来求医的患者，如果不是重病急症，肯定会在来医院之前做一些功课，比如说，甲、乙两家医院在某个科的水平上有什么差异？为什么要去甲医院而不先去乙医院？哪家医院更方便停车、更方便术后休养等。

如何让患者在比较的过程中，更倾向于来自己的医院呢？从营销角度来讲，就是要处理好患者与竞争对手的关系。

一方面要经常对竞争对手医院进行信息收集，通过信息整理，找出与自己医院不同的特点，通过优劣势的比较，做到心中有数。作为营销部门一定要清楚对手的优劣势，把自己的特色摆在最优先位置，同时与竞争对手的优势重合，即对方有的，我们也有，也许比对方更好，这就需要我们在日常生活中研究好两者之间的关系。注意不能用非此即彼的否定式营销对竞争对手进行不实攻击，甚至编谣言误导患者，这种营销模式属于忽悠式营销，容易产生不良后果，在行业越来越规范的今天，已经越来越没有市场了。

（四）营销部门应把控的六大工作

作为营销部门的负责人，除了要给医院做好营销规划外，还得承担起本部门自身的工作。这一工作主要是承担起医院对外形象的建设与维护工作，如对医院品牌的推广、增加医院的知名度与美誉度等方面。现将其罗列如下：

（1）做好医院网页、院报及其他宣传栏等宣传工作，让更多的群众了解医院、认识医院。

（2）积极主动地与医疗领域的学术团体、期刊、杂志建立广泛的联系，在行业内的媒体上刊登文章，在学术会议上交流经验与成果，尽可能多地利用各种机会介绍医院的技术、管理、改革与发展情况。

（3）积极主动地参与各种学术活动，定期主办或者协办技能培训、学术交流论坛等活动，展示医院的品牌形象。

（4）按照医院每年部署的管理思路，做好医院品牌科室、重点专科和特色项目的推广工作，争取在社会上树立几个知名科室和知名专业形象。

（5）引导院内专家认识到扩大自身知名度和提升学术地位的重要性，营销部要与相关部门紧密配合，通过参加学术研讨会、业务交流会等方式增加医院专家在各种公开场合的露面机会，尽可能创造条件让他们成为不同层次学术团体的专业委员、学术刊物的编委或健康委员会的委员等，从而提升民营医院的行业认可度。如果能做到人们一提到某个专家的名字就知道是哪一家医院，或者提到了某家医院就能知道某个专家或某个科室的名字，那就说明医院和专家已经在行业内有了良好的品牌和形象。

（6）要与医务科和临床科室协作，在周边单位和社区开展"健康教育科普行动"，有针对性地开发一批健康教育科普课程，并与医院的特色和优势有机地结合起来。在这一环节中，由营销部负责课程讲授安排，由医务科和临床科室提供保障支持，在普及健康知识的同时，不断扩大医院和专家的知名度。

（五）处理好营销策划与部门协作的关系

医院营销策划工作的总思路是：找准营销部门的职能定位，建立规范的运作流程，不断创新，建立适合医院管理与发展的医疗服务营销模式。

在制订计划的过程中，应根据医院的实际，找准营销部门的职能定位，充分发挥营销部应有的作用。通常来说，民营医院中营销部门的职能定位是：战略规划、市场拓展、品牌推广、客户管理、科室指导、服务培训等。其主要任务是：充分利用各种信息，对医院的优势和劣势以及机会与威胁进行分析，从战略角度制订医院的营销发展规划，为医院领导的管理决策提供依据，做好医院领导的参谋和助手；通过拜访客户、市场调研等多种形式积极拓展市场，增加医院客户量，提高客户的忠诚度；通过引进先进的医疗技术、设备和资金，或者输出医院的技术与管理品牌，广泛开展医疗技术项目或其他相关项目的合作，提高医院市场占有率。

规划任务时，要与医院宣传和各医务部门密切配合，充分利用各种传播媒介，举办健康讲座、义诊、联合活动等，整合营销模式，做好医疗服务项目的宣传与推广工作，不断提高医院的社会声誉和品牌形象。对重点客户建立好客户档案（包括团体与个人），做好各项跟踪服务与信息反馈工作。利用多种形式与客户保持良好的关系，建立忠诚客户群。特别是要加强大客户的营销关系管理，提高与大客户的关系层级，形成利益共同体。

同时，要抓好客户服务中心的管理工作，为顾客提供诊前、诊中、诊后的完善、全面且高品质的一体化服务。指导全院临床科室、临床医生和护士运用数据库对到院顾客开展全程服务与管理工作，形成院、科、个人三个层面的客户群，对院、科、个人三级客户群进行立体管理，消除服务盲点，提高顾客对医疗服务各环节的满意度。还要经常与各职能部门和临床科室进行沟通与协调，不断收集建议，改善流程，使医疗流程更加合理，缩短客户等候时间，提高全院运作效率。

营销部门还有一项重要工作，那就是要做好医护人员和其他管理人员的营销培训工作。医院除了要开展服务技能培训，还要重视营销技能训练，最终才能让全员成为优秀的营销员，对内负起责任，对外树起形象，从而让医院形成一个有力的整体，整体提升管理水准。

营销部人员还要全面了解同行业中的标榜企业的动态，把竞争对手好的一面进行整理消化，成为自己管理上的优势，把不好的一方面，进行分析判断，让自己医院规避这些不足。一般一个季度要向医院管理层出具一份研究报告，用于提升医院的管理水平。

（六）管理好数据库，维护好与重点客户的关系

在互联网大数据时代，医院客户关系管理工作已经变得越来越重要，这项工作主要是指医院运用信息技术，通过与客户进行充分交流与沟通，获取、保持和增加可获利客户的营销过程。

另一方面，客户关系管理是通过将人力资源、医疗业务流程与医学专业技术进行有效整合，最终使医院以更低的成本、更高的效率满足客户的需求，从而让医院最大限度地提高客户的满意度及忠诚度，挽回失去的客户，保留现有客户，不断发展新的客户，发掘并牢牢地把握住给医院带来最大价值的客户群。

客户关系管理是医院营销管理的一项核心工作，其主要工作是建立客户数据库，对不同客户进行分层次管理。数据库营销是指通过搜集和积累的客户信息，经过内部处理，准确掌握，确定目标客户群，使宣传更具有针对性的营销策略。当然在做好这项工作时，要注意个人隐私权的保护，要在法律允许的基础上行事。

医院客户数据库分个人客户数据库和团体客户数据库，个人客户数据库以出院患者为对象，团体客户数据库以周边单位和已经或将要与医院签订服务协议的单位为对象。

建立个人客户数据库需要搜集患者的以下信息：姓名、性别、年龄、住址、职业、电话、电子邮箱、特殊爱好、来院就诊时间、就诊科室、服务内容（疾病诊断）、支付费用、是否有不满及处理情况等。

在做好电话回访的基础上，对一些慢性病和老年客户可利用信函、电子邮件等方式做好经常性回访工作，对特殊客户必要时可进行登门访问。

建立团体客户数据库需要搜集以下信息：公司（单位）名称、地址、电话、传真、网址、电子邮箱、经理或负责人姓名、业务范围、职工人数等。对团体客户主要以上门访问为主，同时可举办健康讲座、义诊和健康检查等以吸引客户。对团体客户按医院规定给予优惠和优先。

主要针对数据库中的客户，可分医院、科室和医生三个层面进行。推行电子邮件、微信朋友圈等营销方式，通过电子邮件、短信、朋友圈、微信群等方式来增进医院与客户的沟通，如将医院、科室和医生的相关服务信息，在重大节日对客户进行传达等。

推行感性营销：针对数据库中的客户，将医疗活动情感化，用"情感"这根主线贯穿于医疗活动的全过程，建立"潜在客户—客户—忠诚客户—终生客户"的培养模式。尤其是要多走访医院周边出现的新单位和社区，以增加协议定点单位的数量。

指导科室和医生个人建立客户数据库，提高营销的有效性。对于进入数据库的客户，主要采取"一对一"的营销方式，即以客户的最终满意度为目标，通过与每个客户进行交流，了解其现实需求与潜在需求，为客户量身定制和提供个性化的医疗服务，与客户逐一建立持久、长远的双赢关系。

（七）创造服务条件，让患者多反馈信息

有条件的民营医院，还可以建立起医院客户服务中心，为就医顾客提供诊前、诊中、诊后的完善、全面且高品质的一体化服务。现在可以运用"互联网＋"的技术，为客户提供健康咨询、预约挂号、预约检查、预约居家医疗护理、邮寄检查单、陪同检查或治疗、办理出院手续、客户电话回访等形式多样的医疗服务。

对有特殊情况需要马上离院的出院客户，可由客户本人或其家属签订一份委托书，并留下押金条和需要付款的项目清单等，同时约好取发票的时间和方式，便可先行离院，之后再找时间来结清所有费用。还要积极为客户提供便民服务，如免费提供一次性水杯和温度适宜的饮用水等。客户有其他特殊需要的，要尽力帮助解决；根据客户的病史，积极为客户发送各种健康宣传资料；对离院的客户进行电话回访，将收集到的意见与建议及时反馈到相关部门，不断改进服务工作。对客户的回访意见，营销部要及时告诉相关科室。要抓好内部的服务工作质量，并和相关科室一起整理

出一套系统的医疗服务规范。

作为民营医院的管理者，要想使营销工作迈上新台阶，还要充分利用院内外优势资源，积极寻求先进技术和优质项目的合作。因为办医院是一项长期事业，医院的技术力量与水平不是短期内就可以形成的，需要在不断与他人的合作过程中才能逐步发展壮大并形成品牌。

（八）处理好主营业务与健康市场的关系

相比起公立医院，民营医院的劣势是资源不足，优点是市场嗅觉灵敏，善于发现新需求，目前现代的民营医院应重视拓展健康产业市场，主要包含体检、健康养生、养老等新兴产业。在这些新产业方面，营销部门应积极谋划。现以发展体检工作为例，营销部门可策划推出系列体检卡，将体检项目集中在一张卡上，卡上的所有项目均能在医院规定的价格上给予一定的折扣，持卡者只需凭卡来医院保健科办理体检手续即可享受优惠。同时还可充分利用"三八"妇女节、母亲节和父亲节等重大节日，推出不同类型的体检卡，给予不同程度的折扣。别小看这个小小的策划，深圳某民营医院推出的这种体检卡，仅在一年之内便发行了3万余张，按每张充值500元来算，就可有高达1500万元的回款，扣除发卡成本，一年多赚近一千万元。而在未发行这个卡之前，该医院的年体检量不足1万人次。所以营销工作做得好，既能提高社会效益，又能直接带动医院的经济效益。

这家医院在发行系列体检卡时，还针对不同人群设置了不同的名称和体检内容：一是针对普通人群的常规体检；二是针对老年人的体检；三是针对女性的健康体检；四是针对工薪阶层的健康体检。所有体检全程将有专人陪同，体检结果由资深医生进行解读并以书面形式写出建议，还可根据需要由客户服务中心以邮寄、电话或电子邮件的形式告知。如果发现体检者有潜在疾病，医院将指派专家或专科医生帮助其制定个性化的防治方案。

对于民营医院来说，未来医改值得关注的方向是家庭医生服务，营销部门要积极围绕政策变化进行策划，比如可筛选出部分有需求的客户，为其提供"健康管家"服务。特别是对于部分经济条件较好或患有慢性疾病的家庭，可为其挑选出适合的医生，制定个性化的健康方案，并提供长期跟踪服务，这样就在无形中强化了民营医院的业务黏性，增强了民营医院的竞争力，持续发展下去，就会在千千万万的家庭中形成口碑。

除了对上述重点人群有针对性地制订健康计划外，还可策划在节假日开展健康讲座、义诊和专家咨询等活动，真正成为这些人群中流动的"健康管家"。

（九）提高营销人员自身素质

总之，营销部门的工作是民营医院的一项重要工作，这项工作抓得好不好，直接关系到民营医院的市场盈利能力。因此，营销部门也要建立起自己的部门制度，进行规范化管理，不断提高工作人员的综合素质，培养出善于创新、敢于实践的优秀人才，为民营医院打开一片新天地。

具体来讲，对营销部的工作人员的要求有以下四点：

首先是要加强学习，创新观念。要求每人每年至少阅读两本管理书籍，撰写一篇报告。根据营销工作的特点，要做到观念超前、行为超前。

其次是要脚踏实地，求真务实。营销工作如果不务实，就会给人"吹喇叭，耍花架子"的感觉，因此，我们要将每一项工作都做得更加扎实。在时间分配上，一年之中各科室主任要花 1/5 的时间出去做市场调研和走访客户，1/5 的时间深入科室进行沟通指导，1/5 的时间参加医院会议和其他相关活动，2/5 的时间处理科室业务。副主任要花 2/5 的时间出去做市场调研和走访客户，1/5 的时间参加医院会议和其他相关活动，1/5 的时间深入科室进行沟通指导，1/5 的时间处理科室业务。客户管理员每周电话回访客户的时间不少于 2 个晚上，每次不少于 2 小时。

然后是要有大局意识和团队意识。营销工作涉及医院工作的方方面面，做好协调工作相当重要，营销部工作人员要主动与各个科室沟通联系，让大家理解营销工作，认识到营销工作的重要性，从而形成强大的合力。

最后要有吃苦精神和奉献精神。做市场开发和走访客户是一件很辛苦的事情，很多时候要起早贪黑，营销人员在这个时候要有奉献精神，学会在奉献中享受到工作的乐趣。

三、创新是民营医院发展的动力

随着社会生活条件的变化和医疗改革力度的加大，医疗机构间的竞争已从单纯的医疗服务变成了综合实力和经营理念的较量。医院及其相关产业要通过管理创新来提高竞争能力，以适应医疗市场的变化。

中国的民营医院，除了要借鉴国内外医院的市场营销经验之外，还要结合我国国情和医疗资源现状，建立有中国特色的中国医院市场营销模式，才能达到健康可持续发展的目标。

近些年来，尤其是党的十八大以来，我国的医疗行业焕然一新，出现了诸多新亮点，此时在医院中引入营销工作具有更大的现实意义，其意义在于：

一是有助于借助社会发展大局，重构民营医院品牌新形象，提高竞争能力。比如"以人为本"是全社会的热词，许多医院在宣传定位上也延伸出"以患者为本"的理念，这是体现市场营销中"营销从顾客普遍接受的观念出发"的理念。导入这种大众更能接受的理论口号，能从各方面完善和修正自身的品牌形象，有助于在社会树立起良好的品牌形象，赢得就医顾客的信赖，吸引更多的就医顾客，从而提升自身的竞争力。

二是创新有助于培养一支优秀的员工队伍。医院引入市场营销的目的就是让就医顾客满意，只有提供优质的服务，才能赢得就医顾客及其家属的信赖，才能为医院赢得医疗市场份额，从而保证医院的健康发展。而要让就医顾客满意，就要求医院要不断创新制度，逐步建立一支优秀的员工队伍，使每个员工都能身先垂范，真正做到医德高尚、医术精湛、服务周到。

在营销计划中，要先对医院进行 SWOT 分析，即优势（strength）、劣势（weakness）、机会（opportunity）和威胁（threat）分析。通过对医院的优势、劣势、机会与威胁的分析，我们会发现，不管是公立医院还是民营医院，都有其自身独特的优势，也有其劣势，在市场的竞争中既充满了机会，也有来自不同方面的威胁。作为民营医院的管理者，必须正确认识医院的优势、劣势、机会和威胁，做到发挥优势、克服劣势、利用机会、化解威胁，这样才能找到医院发展的空间和成长的机会，在激烈的医疗市场竞争中生存下来。

通过 SWOT 分析，结合党的十九大后深化医药卫生体制改革的新形势，笔者在此对民营医院的营销工作提出如下的建议：**一是要不断扩大业务规模，积极发挥民营资本的优势，去更多的地方兴办连锁医疗机构，介入更多领域的健康市场；二是要建立有效的竞争与激励机制，通过股权、职业经理人、事业合伙人等多种模式，激发民营医院的发展潜力；三是要提高民营医院的整体运作效率，要及时导入"互联网＋"模式实现智慧医疗；四是要注重创建医疗集团大品牌和专业服务的特色小品牌；五是要用好用活政策，如国家自贸区政策、粤港澳大湾区政策、海南自由贸易港政策，中国改革开放 40 年来的发展经验表明，这些新政策对医疗行业来说，可能会有意想不到的发展机遇。**

还要用现代管理理念制订营销计划。营销计划的核心就是营销组合工具的有效应用，主要有 4Ps 和 4Cs。

（1）医院的 4Ps：①产品（product）：即服务，医院的服务范围很广，但有所侧重，比如"微笑活动""家庭病床"等。②地点（place）：包括医院为使患者能得到其服务而采取的各种措施，比如为行动不便的患者设置家庭病床，由医院社区医生管理，安排医生护士上门诊治；设置社区医疗服务点，为那些平时没时间看病的患者诊治；定时到幼儿园、机关为他们进行便民体检。③促销（promotion）：包括医院将其服务类型或技术告知患者并说服其来院诊治而进行的各种活动，如义诊和患者出院后的随访，以及一些提高患者对医疗服务评价的活动，比如"医患心连心"，即医生把患者当亲人对待，用心看病，自然就会让患者对医院更加有信心、有好感。

④价格（price）：诊治价格是物价局制定的，但不同的诊疗方法有不同的价格。对于患者选择的不同的服务方式，医院可以合法地进行不同的收费。

（2）医院的4Cs：①顾客问题解决（customer solution）：通过精益求精的医疗技术帮助有医疗需要的人们解决问题，通俗来说就是治好病、解除患者的心理担忧。②顾客的成本（cost to the customer）：即患者就诊所需的花费，若医护人员技术高、信誉好，且收费合理，医院自然多顾客。③便利（convenience）：就诊时的方便程度，主要是指容易找到合适的专家，挂号、拿药快。④沟通（communication）：医院的顾客大部分是患者，他们不仅仅是来看病的，也希望与医务人员进行交流和沟通，获得战胜疾病的信心。就像英国某出租车公司就顾客所希望的司机的服务态度进行调查时，结果出人意料：大部分顾客都希望能跟司机聊几句。乘客如此，患者也是如此。

综上可知，在竞争中最终能获胜的医院必将是那些既可以满足患者（顾客）的需要，又能和患者（顾客）保持有效沟通的医院。其中，获胜的关键是建立良好的、长期的医患关系，显然，满意是前提，而忠诚比满意更有价值，所以医院应努力使病人满意度达到最大，从而提高患者（顾客）的忠诚度。既能让病人有愉快的诊治体验，又能让病人忠诚于这家医院，这样的医院必定是成功的。

营销过程的最后一个重要环节是在实践中不断总结营销计划，及时有效地纠正营销计划中的不足，最终形成自己的特色。让学习营销的氛围转化成为民营医院企业文化的一部分，将服务意识贯穿于各个部门，才能真正践行"一切以患者为中心"的理念，才能让患者满意，医院才会有更好的收益，实现可持续发展。这是民营医院发展的根本要义。

四、《民营医院营销手册》制订参考

这一节主要为想要制作一本市场营销手册的民营医院提供内容参考。手册主要内容如下：

1. 地面营销

（1）体检：主要为单位团体的体检，可分为农村、社区、学校、企业、事业单位等板块，重点以企业体检为主。因为企业生产有工期要求，一般喜欢医疗机构上门服务，而事业单位一般喜欢去医院体检。

（2）转诊：重点发展乡村卫生所、村镇卫生院这一级医疗卫生机构的转诊网络；其次为药店、诊所、职工医院、社区街道等的转诊网络。

（3）义诊：在重要节假日，联合社区或街道办的组织，选择在人流量多的地方进行节假日义诊，如工厂、工地、企业、学校等。

（4）健康讲座（节假日）：主要针对学校、社区街道、企事业单位等板块，还可开展院内健康讲堂。

（5）联谊活动（不定期）：主要针对学校、社区街道、企事业单位等板块以及转诊网络的相关人员。

2. 空中营销（客户服务）

（1）电话营销：电话咨询、预约；电话回访（建立客户档案，完善回访机制）。

（2）短信平台营销：短信医讯；微信、短信的咨询服务等。

（3）网络平台营销：网站建设、公众号建设、网络推广（包括关键词优化、发帖、健康问题回答、文章链接等）；在线咨询、预约（链接"医务通"，对话量转化）；网络、微信回访；线上、线下有奖活动（如问卷调查等）；建立互联网医务咨询平台等。

3. 院内营销

（1）全员营销：设立激励机制，发动全院员工开展营销工作，可酌情制定目标任务，定期评比，奖优罚差。

（2）客户营销：发动客户即患者（特别是已治愈患者）介绍患者资源，并给予一定奖励。

4. 节日营销

（1）法定节假日：如在劳动节、国庆节、重阳节等节日，以"关注劳动者健康"或"全民关爱健康"等主题切入，推出相应的营销活动。

（2）国际日：如世界男性健康日、世界艾滋病宣传日、国际妇女节等节日，结合相关主题，推出相应的营销活动。

（3）院庆日、护士节：以"感恩社会、回报民众"等为主题，推出相应的营销活动。

5. 事件营销

（1）院内事件营销：如利用某康复患者来院感恩事件进行宣传。

（2）网络事件营销：如对某医疗救助热点事件进行宣传。

（3）其他事件营销：以突出公益性、新闻性、科学性为主，可定期依托某些事件，与媒体配合，对医院形象、实力等进行营销。

6. 终端营销

可与专业广告营销公司合作，制作多种医疗优惠卡（如免费体检卡、医疗补贴卡、手术限价卡、爱心优惠卡等），针对基层的消费群体，直接上门入户发放，户均一卡，地毯式覆盖，这对民营医院来说是一种非常有效的营销手段。当年在珠三角地区，一些男科、妇科医院就是靠这种模式获得成功的。

7. 学术会议营销

与医学协会或医疗研究机构协办各专业学科的年会、半年度学会、某疾病学术研讨会、基层医疗培训班等，并结合相应活动进行营销。

8. 体验式营销

如医院引进某种新技术设备或开展某个项目活动，可进入社区、街道宣传，邀请居民进行免费体验，从而达到营销目的。如紫荆医院在汕头引进了国内为数不多的手术机器人时，为扩大宣传，可推出此类活动让更多的人了解与接受。

9. 公益营销

积极参与各种社会公益活动，或医院自己主动举办一些有影响力的大型公益活动，充分展示医院的社会责任感、医疗品质和企业文化等，从而树立起良好的印象与口碑，提高医院的公信度、美誉度，打造医院的诚信品牌，以创造社会效益来达到营销目的。

10. 全院营销

医院营销是一个连续的、系统的过程，不是由一个部门就能够单独完成的，而是需要医院各部门间紧密配合才能完成的。医院营销和其他企业的营销本质上是一样的，企业卖的是产品，医院卖的是特殊的产品——健康。医院营销既是一种手段，也是一种理念，应该贯穿于医院管理的各个环节之中，这就是全院营销。

第六章
民营医院的品牌建设

任何一个行业都有自己的标杆企业，这些标杆企业又往往是这一行业的风向标，其一举一动都牵引着整个行业的神经，让消费者、同行们紧紧跟随。

原因何在？美国著名营销专家麦卡锡在《基础营销学》一书中，将这种现象解释为品牌魅力。品牌传递的是一种文化。以文化为核心塑造出来的品牌，最终就构成了企业核心竞争力和市场认可度，被同行们复制跟风也在所难免。

本章中界定的企业品牌建设，是企业文化建设的一部分，也是企业文化建设中最重要的部分。民营医院领域像其他行业一样，也面临着市场化竞争越来越激烈的发展态势，若不更加注重企业品牌建设问题，就更难被市场认可、被消费者广泛认同。做好品牌建设已经成为民营医院实现可持续发展的重要课题。

一、民企加大品牌建设正当其时

品牌建设是指企业以产品或服务为依托，并对其产品或服务的品质和愿景进行规划、设计、宣传和管理的一种行为，并通过图像或文字等方式进行外在的表达，最终传递给消费者一种企业文化特色的认同。如可口可乐就是波浪形的字母 CoCa CoLa，麦当劳就是一幅金色拱门，微软就是一扇窗户 WINDOWS 等。"品牌"是企业的一项无形资产，注入的是企业核心价值观，通俗来讲即企业文化，企业文化能使企业具有凝聚力与影响力，最终成为企业实现可持续发展的动力源。

在这里要说明的是，企业文化所包含的范围很广，包括企业管理制度、培训与选拔、公益思维、形象 LOGO 等多种内容，而企业品牌建设只是企业文化建设中的一部分，本章重在讨论企业文化建设中的品牌建设问题。企业品牌建设的内容主要包括：品牌资产建设、信息化建设、渠道建设、客户拓展、媒介管理、品牌搜索力管理、市场活动管理、口碑管理、品牌虚拟体验管理、品牌宣传等。

品牌建设一旦形成稳定的模式，最终会转化为企业的重要无形资产。无形资产的重复利用是不需要额外成本的，充分利用好这一独特的无形资产，企业的发展就会如虎添翼。因此，品牌建设在企业整个文化建设中的作用是举足轻重的。

事实上，中国民营企业在改革开放 40 多年中，产品与服务得到了迅速提升，但整体生存空间（即被消费者高度认可）的接纳度并没有同比增长，说到底，主要原因还是因为企业品牌建设意识淡漠。比如说，中国生产家用电器的企业有成千上万家，而消费者能记得住并能产生信任感的主要还是格力空调、美的电饭煲，海尔洗衣机等几大品牌。这也从侧面说明，做好品牌建设不是一件非常容易的事。

近几年，我国政府大力推动产业转型升级，高度重视民营企业的提升提质发展，这也倒逼民营企业开始重视自身的品牌建设，由原来的代工为主转向品牌打造阶段。当前，这一可喜的变化正在深入发展，这也得益于国家从制度层面上为民营企业提供了更加有保障的营商环境。如人民代表大会通过立法加大了对私有财产的保护；2016 年 6 月 10 日，国务院办公厅发布《关于发挥品牌引领作用推动供需结构升级的意见》，并首次提出设立"中国品牌日"倡议，强调要大力宣传知名自主品牌，讲好中国品牌故事，提高自主品牌影响力和认知度；2017 年 4 月 24 日，国务院印发《国务院关于同意设立"中国品牌日"的批复》，自 2017 年起，将每年 5 月 10 日设立为"中国品牌日"。金融市场也开始向民营企业倾斜，已形成品牌的民营企业更具有融资优势。大量的有利因素开始向民营企业靠近。

这些变化告诉我们，民营企业在新时代的中国正面临着前所未有的发展机遇，这一次的机遇与以往的不同之处在于，建设好品牌、迈向高质量发展成为全社会的共识，民营企业建设好品牌正当其时。

二、品牌建设的主要意义

首先，品牌建设有利于取得竞争优势。随着市场上产品同质化现象越来越广泛，差异化战略的地位日益重要，而品牌差异化正是企业赢得市场竞争地位的核心要点之一，所以中小民营企业必须以发展品牌为基点，形成品牌差异化，从而能在市场上取得竞争优势。

其次，品牌建设有利于提升顾客的忠诚度。当今的时代已经由"富起来"转入"强起来"，人们对美好生活的向往也对企业提出了更高的要求，品牌已经成为消费者选择的主流，越来越多的顾客的内心已经深深植入了品牌文化概念，更倾向于购买有品牌的产品。好的品牌才能让消费者产生忠诚度。有了品牌忠诚度，顾客在购买商品时就会因品牌而选择，最终成为某个品牌的铁粉，这对企业来说，当然是好事。

第三，品牌建设有利于获得更高溢价。营销学的研究表明，消费者对一个品牌的忠诚度表现为：面对价格上升时，会较少地转向其他品牌，而价格下降时，则会更多地购买该品牌产品。知名度高、信度高、美誉度高的品牌，对消费者而言，意味着产品的品质、技术、性能和服务的优越，能减少消费者在进行购买时所消耗的时间、精力和不确定性。因此，品牌建设得好，就能使消费者愿意支付更高的溢价。

第四，品牌建设有利于企业自身长远发展。任何一个企业都不希望自己在短时间内便从市场上消失，它们都希望自己的企业能成长为百年老店、百年品牌。而想要真正成为百年企业，必须有前瞻性的品牌战略规划，将品牌建设列为一项长期工作，不断投入、不断积累，最终将一棵小树苗培育成为参天大树。事实证明，那些在企业发展初期就制定了长期品牌战略的企业，能获得更大更强的成长机会，加快品牌建设是企业长远发展的基石。

三、洞察品牌建设新思维

讲到品牌建设的意义，MBA 教科书常常以美国的世界品牌可口可乐为例：1999 年这只股票的市值约为 1400 亿美元，而其中的品牌资产评估占市值的 95%。当时可口可乐的董事长一句经典名言：哪怕一场大火将可口可乐的资产化为乌有，第二天可口可乐仍可以东山再起，这位企业家的底气何在？底气从品牌来。他手握一个被世界消费市场认可的品牌，只要品牌不死，销售就不会受影响，企业的实际资产价值就显得无关紧要。

反观我国的民营企业，大多数企业的价值压在了固定资产上，以及设备和人员费用上，而品牌能带来的实际效益似乎占比非常低微，甚至有的企业做了十几年，连个商标都没有，更不要说让金融机构根据其品牌价值来进行融资贷款了。

在传统企业管理中，很多民营企业一度认为，做广告突出自己的工厂或产品牌子，主要是考虑促进销售，于是在思维中惯性地将建设品牌当作是一项短期的销售费用进行摊销，一旦阶段性促销完成，就恢复原有的企业管理形态，而未能及时有效地将促销中对消费产生重大印记的内容与方法进行归纳总结，这就使得品牌建设经常被忽视。而在现代管理中，所有的广告宣传不仅是作为提升销售的费用，同时也作为提升品牌价值的投资。这个账目，不应视为一种短期促销服务，而应视为一种长期投入。现在许多民营企业家在品牌建设这一问题上，开始心中有数了。

在认识上，企业家一定要明白，品牌文化并非虚无的东西，它涉及企业的每一个环节，企业需要一种体系来全面检视是否需要调整自己的愿景、价值观、目标、策略、技术、人才、架构、运作程序等问题，这涉及一系列整体架构，只有统一的品牌才能让这一系列的架构和谐共生。品牌是为企业的未来服务的，企业的 5～10 年发展蓝图，以及要实现这个蓝图的策略，最终都要通过品牌的一致性来进行传达与落实。

在建设企业品牌方面，有两个问题是企业必须慎重考虑的。一是要思考企业的核心竞争力。企业家要反复问自己：企业为何能经营到今天？为什么能够不断成长？与同行相比，企业的优势在什么地方？要找出企业的核心竞争力与愿景，并予以评估。通常情况下，企业的核心竞争力不会超过三条，企业家没有必要哄骗自己，把自己企业的各个方面说得天花乱坠。

二是在规划品牌架构及层次上，企业家必须理顺企业品牌与产品品牌的关系，弄清楚品牌的主张是什么，品牌能否有效地分隔市场，未来是否有足够的空间进行品牌延伸。

具体到民营医院行业，因为这一行业不像日用快消品行业那么广泛，故对其品牌建设的研究显得有些滞后，所存文献不多，以至于当下难以找到民营医院品牌建设的样板。但从企业共性上来看，民营医院的品牌建设仍然离不开两大方面：强调医疗技术的先进性和提供服务的优越性。民营医院的品牌建设就得围绕这两大方向进行创新性展开。医疗技术的先进性，体现在物质层面是设备，体现在人员层面就是专业人才队伍，这是医院的主要实力。服务的优越性，主要指患者在治疗的整个过程中，能获得最精心的照料和关怀。

四、民营医院品牌建设基本方略

现代企业大多数设有企业文化部，专门为企业打造企业文化各个方面，品牌建设是其中一项重要内容。对民营医院来说，医院文化建设重在树立品牌，一定要设立专业的品牌文化部，一般由副院长以上级别的高层管理者负责这一部门的规划与决策，日常管理由专人负责。

一般来说，医院要独立创造品牌需要一定的人力与物力，而公立医院在这方面具有一定的优势，因为公立医院通常有党组织，下设有党委宣传部门，这个部门主要负责的就是医院的日常管理制度与对外宣传工作，容易自己形成独有的医院文化。民营医院在这一方面则有一定的劣势。因此，早期的民营医院，在品牌建设上主要采取了与专业合作伙伴进行品牌合作的方式，具体做法往往是挑选一家适合自己企业文化的品牌策划公司，建立长期伙伴关系，让合作伙伴站在第三方的角度，找出医院独有的优点，形成文字、方案、图形等，定期或不定期对外传播，通过长期的磨合，从而累积出一定的品牌资产。

品牌资产一旦稳定建立之后，第三方合作伙伴可以退出，民营医院就可以成立自己的品牌建设团队，进行日常性维护与扩展品牌建设事务。有了专职品牌建设队伍后，一定要建立科学评估机制。评估品牌不能光看就诊人数及家属的反馈，还需要借助专业机构的科学调研，为建立持续的品牌追踪建立可靠的评估机制。品牌建设的量化与质化都需要客观的专业调研报告的支持。只有这样，才能让建立的品牌活起来，并随着事业的发展不断进步。

五、开展品牌建设的三大阶段

任何一个企业组织包括民营医院，要开展品牌建设，基本离不开三大阶段。

首先是规划阶段。对品牌进行一个好的规划，等于完成了一半的品牌建设。一个坏的品牌建设规划，足以毁掉一个企业。做规划时要根据品牌要素提出明确的目标，然后制定实现目标的措施。对大多数医院来说，还要先对院方的品牌进行诊断，找出品牌建设中存在的问题，总结出现有品牌的优势和缺陷。这项工作是品牌建设前期阶段的重要一步。

然后是建设阶段。建设阶段就是启动实施阶段，这个阶段的重中之重是要确立品牌的价值观，即这个企业文化的内核是什么？现实中，有相当多的企业根本没有明确、清晰而又积极的品牌价值观取向；更有一些企业，在品牌价值观取向上急功近利、唯利是图，抛弃企业对人类的关怀和对社会的责任。在制定品牌价值观取向上，一定要非常明晰，如当年的长虹品牌广告至今让人记忆犹新：长虹，打造中华民族工业的脊梁。不同类型的医院，也应该有自己独特的品牌亮点。

最后就是形成阶段。医院要根据市场和行业自身发展的变化，不断地对品牌进行维护和提升，最终达到一个新的高度，进而产生巨大的品牌影响力，真正让品牌形成医院的一项资产，为将来医院扩展分院打下坚实的品牌基础。这样的品牌建设才算是成功的。

请记住，以上三个阶段，都不是靠投机和侥幸获得的，更不是一蹴而就的，这需要时间的积累。

六、开展品牌建设的五个步骤

在品牌建设的实施步骤上，包括民营医院在内，其操作方法归纳起来主要有如下五大步骤：

1. 品牌建设的企划

品牌建设企划主要包括以下 8 个步骤。

（1）结合医院和部门的年度工作安排，为推动年度工作提出相应的辅助策略。

（2）清楚了解品牌是什么、不是什么，能做什么、不能做什么？

（3）研究、了解品牌的目标市场和受众。

（4）决定要冠上品牌的产品和服务的范围，包括开始以及最终的范畴。有意在其他营销事件上，强化这一文化与品牌。

（5）制订企业文化培训计划，对全员进行企业文化灌输，先形成内部文化共识。

（6）研究、选择品牌名称，发展图像/商标以及品牌策略。

（7）记录品牌的起源及独特性，用商标保护品牌和其他知识产权。

（8）界定相对于其他品牌的品牌定位，以及相对于竞争者的品牌定位。

2. 品牌建设的基本内容

品牌建设需要面向公众，保持一定的曝光率，主要有6个方面：

（1）适当地使用目标群体访谈、市场调查等方式，彻底研究品牌的形象和特点等，直到完全了解为止。

（2）查核证实品牌策略与公司对这些产品、服务、顾客、市场所采取的策略相呼应，构成文化生成的土壤。

（3）制订施行计划和战术，以支援产品、服务及品牌策略。

（4）准备好品牌上市发布计划，包含所要承担的社会责任、预算和进度、目标市场及预期效果。

（5）可以采取市场测试步骤，分段实施品牌深度推广。一定要记住：品牌计划可以快速制订，但品牌文化建设绝不是一两天就能形成的。

（6）选择一家好的广告代理商或公关公司。专门负责市场的品牌与文化建设。

3. 品牌建设方案的执行

（1）设计品牌商标的包装，包括医院院徽设计、服务色调设计、辅助产品的包装与呈现方式等。

（2）发布广告及促销计划。

（3）发布销售与配销安置计划。

（4）建立合作伙伴关系，整合资源以支持上述计划。

（5）医院作为救死扶伤的机构，加上当前法律制度的不完善，医院经常会有"黑天鹅"（指非常难以预测且不寻常的事件）等突发事件发生，这会对品牌建设造成致命打击，建议在执行中储备一些副品牌，以便在紧急情况下，能迅速应对而不至于让医院的正常业务受到牵累。

（6）将产品导入品牌文化后，要坚持宣传与贯彻，如一提"上火"，人们很自然就联想到王老吉。

4. 品牌建设的评估与调整

（1）要设计好患者满意度的调查问卷，通过调查数据对比品牌建设中的主要诉求点是否在执行中得到应有的落实。通过此项评估，便于对宣传工作进行调整。

（2）衡量品牌及文化认知，评估竞争者以及顾客对品牌的反应。

（3）每年要召开品牌分析报告会，将全年涉及品牌的重要事件进行梳理，发现细节并掌握重点。

5. 增强品牌建设的投入

（1）2016年国务院办公厅发布的《国务院办公厅关于发挥品牌引领作用推动供需结构升级的意见》明确提出，"品牌是企业乃至国家竞争力的综合体现，代表着供给结构和需求结构的升级方向"，企业对此应该给予重视。

（2）对医院而言，品牌建设经费应该像科研经费一样，每年应根据企业的收入总数按比例预算好品牌建设的费用，形成制度惯例。

（3）品牌建设需要持续发力，不能认为品牌基本建立了，大家都知晓了，就松懈了，不再投入了。一旦对品牌缺少应有的维护与更新，品牌的价值就会开始下滑，会影响到客户的认知与信赖，最终会影响营业收入的波动幅度。

七、民营医院品牌建设的常见误区

具体到民营医院的品牌建设，既有上述的普遍性，又有行业的独特性。下面就医院的品牌建设中常遇到的问题进行总结。

医院的品牌核心就是医院实力等核心价值的外在表现，也是传递给患者最重要的医疗服务产品信息。基于就医患者已开始用心理感受来选择医院了，医院只有加强宣传自己独特的文化特质，才能在激烈竞争中赢得患者，创造优势，实现可持续发展，并得到业界同行的高度认同。所以医院的品牌建设基础定位应该是医疗技术，这是医院品牌建设的内核，始终坚守树立医疗技术品牌，建设医德口碑，是医院行业的立命之本。

今天的民营医院数量已经占据国内半壁江山，但诊治患者的数量仍只占30%左右，与数量并不相符，这说明民营医院要扩大患者的信任度，还得要在品牌建设上下功夫。品牌建设必须成为医院管理者和医院管理部门的重任，才能实现与公立医院并肩同行的改革使命。在创建属于民营医院行业具有先进性、地域性及国际性的品牌方面，仍需要长时间的探索，为了尽量少走弯路。在此，笔者归纳了以下民营医院在品牌建设中常见的误区。

第一个误区是发展品牌建设就是为了业绩至上。

或许有些医院经营者会认为，只要医院的就诊量、床位使用率增长了，各项经营业绩都上来了，医院品牌自然会得到提升。这种观点其实是错误的。

医院企业品牌建设要以医院知名度、美誉度和患者满意度、忠诚度为中心。医院知名度是指患者对医院的知晓程度；医院的美誉度是指医院被患者认可并主动进行口碑传播的程度；患者满意度是指医院提供的服务超出患者期望值的程度；患者忠诚度是患者高度认同并有意识排斥其他医院的程度。满意度是原则，知名度是基础，美誉度是标志，忠诚度是结果。片面追求经营业绩的结果，往往会导致对品牌其他要素如患者满意度、忠诚和品牌知名度、美誉度，以及品牌联想等的建设视而不见，最终导致品牌的崩溃。

一个木桶能装多少水，取决于其最短的那块木板。医院的营销活动应达到两个目的：一是品牌形象的提升和品牌资产的积累，二是业绩的增长。如果只是满足了其中一个目的，就不是成功的经营形式。纵观一些强势医院品牌，他们不仅重视业绩增长，更看重医院形象的提升和文化的沉淀。

第二个误区是品牌建设就是为了打造名牌。

很多医院管理者会把名牌与品牌搞混淆，将名牌作为医院发展战略的最高目标。对于品牌，一直处于"雾里看花，水中望月"的阶段，分不清名牌和品牌的区别在哪里。

其实，名牌仅仅是一个高知名度的品牌名称。品牌包括更多的内容，知名度仅仅是品牌的一个方面，品牌相对于名牌，具有更深的内涵和价值。从创建过程上来讲，名牌可以通过有效的营销宣传如高额的广告费来造就，也就是说名牌只要不断叫卖就能形成，而建立一个品牌，则是一个复杂而又浩大的工程，它需要医院管理者长年累月、兢兢业业的经营才能最终达成。一个名牌或许通过一次营销活动就可形成，而一个强势品牌的树立，必然是漫长岁月的结晶。另外，从发挥的作用来讲，品牌比名牌的力量更强、更持久、效果更明显。单纯地提升医院知名度的做法，除了能在短期内提升经营业绩外，并不能对医院长远利益做出更多的贡献。中国"名牌"的出现，很大程度上是在我国特定市场环境下产生的，从严格意义上来讲，是不严谨评比的成分。但近几年人们已经意识到，不应鼓励快速催生所谓的名牌，而应该引导企业重视品牌建设的基础性工作。是不是名牌，不是广告说了算，而是通过长期的实践，由人民群众的口碑来检验。医院管理者一定要明白这一点。

第三个误区是品牌建设就是多打广告。

打开电视、翻开报纸，就可以看到铺天盖地的医疗广告。有很多品牌把大量资金花费在做广告上，而一旦广告被发现有过分夸大之词，极易导致品牌一夜间消失，可见做品牌不是光打广告就行的。品牌知名度可以在短期内达到，而品牌的建设是一个长期工程，它是在品牌长期的运营中逐步建立的资产；作为保持品牌稳健生命力的主要指标——品牌忠诚度更不是短期广告所能达成的，而是靠完善的品牌规划设计和持续优良的医疗服务品质，从而获得患者较高的满意度方能达到的。毫无创意、为创意而创意、脱离实际、夸大宣传的广告，不仅不具备吸引力，甚至使人厌烦。据北京克劳恩医院管理咨询有限公司在山东、河北等地所做的问卷调研显示，有约96％的被调研人对目前的医疗广告持不信任态度。可见创建一个品牌，何止打广告那么简单。

第四个误区是品牌建设就是要多承诺。

患者满意度的高低取决于患者期望值的高低，而期望值来自于医院向患者的承诺。当你的承诺没有兑现，或者患者认为医院的服务没能达到其期望值的要求时，他就会对品牌失去信心，也就无忠诚度可言了。一诺千金，成功的品牌对消费者的承诺往往非常谨慎，一旦承诺就一定要做到。如果不能确信做到，就不要轻易承诺。当品牌被人们视为"值得信赖"时，就要谨慎承诺。

第五大误区就是做品牌建设不需要深入调研。

中国企业在品牌建设中常常忽视市场调研的作用，不做调研就盲目推广自己的产品或服务，许多医院在进行品牌建设的过程中也往往会出现此种情况。医院的品牌属于医院没有错，但是医院品牌是为患者而建设的，脱离调研就脱离市场，脱离调研就是脱离消费者，没有市场调研的品牌建设仿佛是空中楼阁。这一点应引起医院管理者的重视，在品牌建设中，一定要多设计面向患者的调研，而不是只有医院内部的座谈会。

第六大误区是服务的名称就是品牌， 多开展几次培训就是重视品牌建设。

商品或服务的名称是区别其他产品的一个方面，但不能说产品有了名字就等于有了品牌。没有内涵的名字，不是真正意义上的品牌。所谓品牌内涵就是消费者或患者认为该产品或服务值得信任。以海尔为例，我们不是相信海尔产品质量不会出现问题，而是相信出现了问题，海尔会很快帮助我们解决，我们相信它的服务质量，这就是海尔品牌的信任点。品牌的价值就在于它的内涵力量。

第七大误区就是品牌建设中不够重视消费忠诚度。

现在许多公立医院和大多数民营医院开始在某些专科上展开广告战、公关战，大力争夺患者。患者最终会来吗？这里面有一个最重要的影响因素——忠诚度，院方一定要加以重视。

品牌忠诚度是品牌资产的重心，是指拥有一群忠诚的顾客，它能够阻挡竞争对手的模仿、恶意的价格竞争，忠诚度是一个品牌所要追求的终极目标之一。评估忠诚度的两个指标分别是差价效应和满意度，即与其他类似产品相比，患者愿意付出更多的钱来消费。

举个例子，一位产妇可能愿意多花费 30% 的钱到市中心医院分娩，而不选择去市妇幼保健院分娩。但实际上，在大多数人看来，市妇幼保健院比市中心医院的名气更大。品牌知名度和忠诚度两大因素相比之下，忠诚度能提供更多的附加值，使顾客对品牌产生好感和丰富的联想而产生消费信心。这个事例说明，医院在品牌建设中，要分清重点，在患者的忠诚度建设上，一定要给予重视，尤其是要做好患者的口碑传播。要提高就医者对医院品牌忠诚度，就要设法加强就医者与医院品牌之间的关系。高的知名度、完善的服务规范、优良的医疗服务和产品品质、强而有力的品牌设计，是帮助医院品牌达到这一目标的有效措施。

总之，民营医院要想长久发展，必须建立一个基于患者价值的，以患者满意度、忠诚度和医院知名度、美誉度为中心的品牌建设策略。避免一些常见的误区，可以帮助民营医院少走弯路，事半功倍。

八、互联网时代的品牌建设

如今是互联网时代，据 2018 年的数据显示，中国现已有 8 亿网民。所以，任何一个行业的品牌建设，都无法回避一个问题：如何在互联网时代建设好自己的品牌？

互联网时代一大特征就是传播更加快捷，无论是建立品牌还是消灭品牌，都会比以往的时代面临更加严峻的挑战。如 2018 年出现的"鸿茅药酒事件""长生生物疫苗事件"等，无一不反映一个问题：互联网高速传播中，品牌面临的危机有可能是灭顶之灾，如果品牌建设中不树立新型应对之策，十年之功可能因为一两件小事而彻底毁灭。

互联网时代的品牌建设，需要建立品牌定期检查制度和危机事件应对预案。当品牌开始在网上遭遇危机时，医院的行为反应过往是迟缓的，过去院方也往往采取断言否定或轻描淡写的态度，通常与主流网络传播缺乏必要而又有效的沟通。许多案例已经表明，这种处理模式最终会对品牌建设造成毁灭性打击。不但让客户与产业链上的合作伙伴迅速流失，甚至还会引起巨额索赔等官司，在消费者心里快速成为负面典型。

互联网时代的品牌建设，离不开网络载体的内容传播。所以，医院可以在网上开办各种关于医疗健康方面的讲座，邀请著名人物、知名医生讲课。医院要善于宣传自己的优势，形成一个立体式、多层的宣传体系，才能让品牌建设更加稳固。

互联网的发展一方面改变了人们的生活方式，另一方面也影响着医院的运营方式。如何在网络时代"碎片化"的市场上更好地服务于医院品牌战略，民营医院要有这个意识，更要有这类人才的储备。当前，互联网医院开始兴起，远程医疗开始走向应用，互联网正在改变医院行业的发展生态。作为生命保障行业，如果不懂互联网基本规律，不树立互联网思维，不但品牌建设做不好，未来的业务拓展也会变得更加艰难。主动拥抱互联网已经成为民营医疗行业的必修课。

未来的互联网时代，将主要向移动互联和人工智能方向发展，这也要求民营医院的品牌建设策略走向"精确制导"时代。在具体的建设中，要灵活运用大数据，精准定位自己的目标消费人群，在精细化细分市场中，减少传播费用的浪费，加大有效宣传的力度，这样才能让品牌建设更加优质高效。

互联网时代的品牌建设还能够实现有效互动。所以我们在构建品牌时，要注意以下几点。一是确定某一时期的品牌传播主题时，要考虑用户为什么选择你，其选择你的理由是什么？二是选择互联网平台发布时，要清楚患者所关注的媒介平台有哪些？是常规的门户网站，还是行业网站？三是要了解用户的语境，也就是网络的最新流行语是什么？在传播中抓住网络流行关键词，更能让用户从互联网的汪洋大海中迅速查找到医院的品牌与服务。四是找到传播热点，适当围绕网上的热门话题展开品牌建设，有时办一些"事件营销"活动，会对品牌传播有较大的宣传效果。五是要有好的传播创意，在品牌建设中，利用好的创意在网上传播，会引起用户转发，从而扩大宣传面，也会使人记忆深刻。六是在品牌建设中要注重互联网上的互动因素，通过社交媒体与用户进行互动，如通过线上调查、投票、回答问题送红包等方式，可以让品牌建设更加助力医院的发展，吸引铁粉，找到品牌进步的动力源泉。

九、佛山禅城医院品牌建设的启示

佛山市禅城中心医院（以下简称禅医）的日门诊量达到上万人次，住院量逾千人次。在最新的中国民营医院蓝皮书中，佛山禅城医院综合实力居首位。这家医院成立于 1958 年，前身是"佛山市石湾联合诊所"，后来改名为"石湾医院"。2013 年 9 月，禅医正式加盟复星集团，完成了新一轮的改革，成为现在的禅城中心医院。

经历了半个世纪的风雨，纵观禅医的品牌建设，可以看到其在近年中，非常注重对传统文化的提炼与传承。比如说，巧用地域名称，引起当地老百姓的心理认同。

在全国 1000 多个地级市中，带"佛"字的地级市仅此一家，就是佛山。而带禅字的地名也不多见，众所周知，中国是佛教大国，信众群体庞大，佛教在中国有非常深厚的根基，佛教教义也有普度众生之说，与治病救人的医院，在理念宗旨上有许多异曲同工之处。禅医在文化品牌打造上，充分利用了自己独特的区位优势和名称特点，进行了艺术性的提升。比如，一进入该医院的大门，就会发现一个大牌匾，匾上写着"禅者修心，医者救人"。这八个字被院方当作是禅医精神进行传承沉淀，并力求精进。

另外，在办院宗旨的提炼上，经过 60 年的沉淀，该院总结为：诚信仁容，精进卓越。其中的"仁容"二字，与佛、禅均有一定的文化关联。这个办院宗旨其实是进一步深化了"禅者修心，医者救人"的口号，让更多的人在接受的同时，深感这家医院足具佛性，亲切感油然而生。

当然，作为一家医院，用营销的话来说不论是产品还是医疗，患者的满意度才是产品（医疗）销售得好与不好的重要指标。除了有朗朗上口、简明扼要的文化宗旨外，禅医在具体实践中对文化宗旨的落实，还体现在不断地创新、改革和跨越中。翻看该医院的资料，可以看到，禅医一直坚持"以人为本，视病犹亲，以德为先，追求卓越，亲切适宜，用心专业"，并把这几句话作为禅医的服务理念。

经过长年累月的宣传与贯彻，现在禅医的每一位医生、护士、配送员、保安甚至是清洁阿姨，都形成了"诚信仁容，精进卓越"的员工核心价值观，竭力用亲切、适宜、用心、专业的服务，给予患者如家人般的温暖和力量。

比如说，禅医的日门诊量达到上万人次，住院量逾千人次，日均车位需求量超 4000 台次。为最大限度地方便患者，禅医的医护工作者从 2017 年起开始主动让出了近 500 个车位给患者，而自己却选择了坐公交、拼车，或者骑自行车上班。只要患者驱车进入禅医范围，就有保安引导停车。无论是在夏天的太阳下还是在秋天的冷雨中，只要患者停车后，均有专人帮患者打伞，真正为患者设想。除此之外，禅医还通过志愿者服务、体验服务第一站、禅医艺术阁等形式，给予患者温度与关怀，从每个微小的细节体现医院的服务理念和宗旨，用实际行动传递大爱的精神。

正是这历经多年培养出的品牌，现在佛山地区的老百姓对禅医的基本印象是：医德好、亲切适宜、用心专业，"禅医式服务"也被佛山官方认为是当地医疗行业的一张服务名片。禅医还获得了第三方群众满意度连续多年排名前三、国家卫计委"改善医疗服务质量示范单位"等崇高荣誉。

品牌建设还得与时俱进，禅城医院在这方面也不遗余力，紧抓患者就医的"痛点"，通过信息化增效提速，打造全新的就医体验。比如说，在该医院的文化品牌建设中，有专门的团队运营禅医微信公众号，通过该公众号，患者可以在线进行挂号、支付、查询检查结果等，极大地节省了患者的就医时间，方便患者与家属的安排时间。

禅医在智慧医疗领域 2018 年底再次创新，"禅医好医生" APP 开始上线，充分结合人们的生活离不开手机的现实因素，大力开发新平台，让患者通过手机就能实现健康档案管理、在线开药、预约挂号等便民功能。另外，在 APP 上还可点开手机视频，逐步试点，让患者足不出户，即可让医生开展远程问诊，快速便捷地解决疾病的困扰，极大地方便了群众看病，也进一步提升了医院的美誉度与影响力。

品牌与企业发展是息息相关的，成功的品牌建设，不但可以团结企业员工，对内形成凝聚力，对外也会形成吸引力——得到消费者的口耳相传，不但能使本地的回头客增多，连外地的患者也会慕名而来。

突破以往民营办医中的薄弱环节，最终就能使得企业发展壮大，实力越来越强。在这一点上，禅医也是一个典型案例。比如说，2018 年该院 60 年院庆时，就宣布了一项建设"佛山禅医健康蜂巢项目"的规划。据悉，这项规划建设用地有 3 万多平方米，将整合复星集团旗下的医疗、康养、地产资源，以禅医为主打造集"国际妇女儿童医学中心""国际肿瘤治疗区""高端养护院""健康住宅"等多种业态为一体的"健康蜂巢综合体"。其目标是到 2020 年形成医疗康复、国际养老、体验中心、健康文化等相关健康的衍生服务业，为珠三角家庭客户提供专业、优质、多元的大健康综合服务。通过"互联网＋"扩宽服务半径，实现"大健康、大集团、大养老、大湾区、大澳洲"的五大战略目标，为社会各界人士提供高品质的医疗服务与健康关怀。

值得大家注意的是，禅城医院能够迎来大发展，离不开与复星医药这一大财团的资本合作。为什么双方的合作能够一拍即合，能够迅速产生合力，达到共赢？其实仔细分析会发现，这仍然与文化品牌建设有关。如果不是双方企业文化有共性，员工之间的价值理念趋同，收购兼并就会需要很长时间的磨合，甚至会对员工心理造成很大的负担。有不少案例显示，不同企业之间的兼并重组，往往会造成员工的大量流失。医院作为技术性较强的行业，如果骨干员工流失，势必会对其经营产生严重影响。而复星集团能与禅城医院实现小震荡中有大团结，强强联手变得更强，这得益于二者的文化观较为相似。复星集团的企业文化价值观念是"修身、齐家、立业、助天下"，这与禅城医院的价值观比较一致，于是只经历一年左右时间，双方便在2013年9月顺利完成了资本重组。

复星集团成功重组禅医，两者的天作之合，其内涵是两种文化观和价值观的高度契合和认同。作为医疗与资本市场强强联合的成功案例，这既为国家"新医改"探索出一条有益的道路，也为广大民营医院集团如何运用资本做大做强提供了宝贵经验。

经营案例篇

JINGYINGANLIPIAN

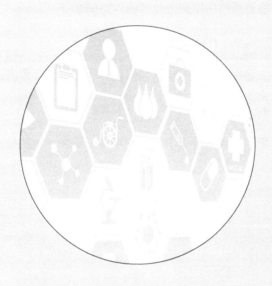

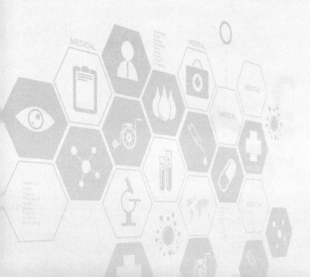

第七章
反思野蛮生长的"莆田系"

莆田，福建省地级市，属于海峡西岸新兴港口城市，世界妈祖文化中心，古称"兴化"，又称"莆仙"，素有"海滨邹鲁""文献名邦"之美誉，是福建省历史文化名城、海峡西岸经济区城市之一。

莆田是著名的侨乡。莆田人有"东方犹太人"之称，非常有经商意识。截至 2012 年底，莆田市共有海外侨胞约 150 万人，其中华侨约 31.43 万人，华人约 118.57 万人，莆田市累计批准侨资企业近 2000 家。2018 年，莆田全市实现地区生产总值 2242.41 亿元，比上年增长 8.3%，位居福建省第 7 位。

现在一提到"莆田系"，多数人会认为这是一个名声不太好的私人医疗派系。莆田是福建省的一个地级市，"莆田系"原本是一个中性词，人们之所以对其形成了强烈的褒贬认知，主要原因还是近年来，以"魏则西事件"为代表的负面新闻在"莆田系"中被多次曝出，人们不禁要问：中国民营医院的发展到底如何？

作为中国民营医院的早期主力军和一支庞大分支，"莆田系"的是是非非已经搅动了整个行业的一池秋水，是时候对"莆田系"进行整理与研究，他们哪些做法是值得肯定的，哪些做法是应该被否定且受到批判的？

本着取其精华、去其糟粕的态度，本章对"莆田系"的发展脉络进行全面梳理与回顾，从正反两个方面反思"莆田系"的野蛮生长，希望为中国民营医院的未来之路行稳致远提供一份参考。

一、莆田系经营模式的主要特点

（一）商业办医模式

民营医院在经营过程中，我们总结为两种办医模式，一种模式是传统办医模式，就是走人才技术发展道路，这种模式主要是千方百计地招揽人才，采购先进的医疗设备，注重加强学科管理，严控医疗质量，创造优秀的医院文化，以患者为中心，立足于为患者解决问题，从为患者提供的服务中获取收益。另一种模式是商业化办医模式，将医院按照商业企业来经营，就是将医院商业化，以营利为主要目的，一切了为经济效益，一切为了利润最大化来实施组织与管理。莆田系各医院大多是采用后一种模式，即走市场化道路的商业办医模式。他们的商业办医模式的主要特征有以下几点：

1. 广告宣传

莆田系经营的一个重要手段就是广告宣传。刚开始，他们在电线杆上张贴治疗性病的小广告。性病涉及个人隐私，故性病患者通常不敢到大医院就诊，当他们看到较为隐秘的地方能治疗性病，且这些小广告大多都说是经验丰富的老医生来治疗，这样患者在心理上就愿意找莆田系医院来治疗性病。后来这些莆田系医院逐渐有了一定的资本积累，就开始在公立医院承包科室，同时他们的广告也开始升级了，从在电线杆上贴小广告发展到在各种报纸、杂志上做广告，再到在电视、电台做广告，最后到在互联网上打广告，一步步地越做越大。

他们的广告营销有着一整套的经营模式，他们总能想出点子。首先，他们会申请一个非常吉利又朗朗上口的电话号码，如 66668888、3339998 等，有了这种吉利的电话号码，刊出广告时就容易让人记住，客户群体就愿意拨打。其次，他们会培训接听电话的接线人员，力争做到 24 小时都有人接听电话，这些人可能是专门为患者解答各种问题的值班医生，还有可能是为患者推荐治疗方案与机构的专业人才。最后，莆田人对电话中的交流也非常用心，客户群体通过广告打来电话后，接待谈话之人非常关键，这类人通常都受过专业的培训，怎样留住患者，怎样让患者愿意接受治疗，如何谈收费，莆田人总结出了一套行之有效的应对技巧，他们在大部分情况下都能让患者心甘情愿地顺利交费。交谈技术高超一点的，还会根据患者透露出的经济状况，采用不同的收费标准：有钱人会多收一点，钱少的少收一点。这种操作模式，与公立医院常见的中规中矩的服务态度形成鲜明对比，因此能让一部分病患得到心理上的关怀，这是莆田系医院一大特色。

当然，广告宣传费用的开支也不小，报纸、电台的广告相对便宜一点，电视台最贵。通常情况下，广告宣传的费用，会占医院营业额的30%以上。这些高昂的广告费用，实际上最终还是要由患者来承担。所以在莆田系医院看病，医疗费也比较贵，医院如果收不回广告成本，就意味着要亏本。为了收回广告成本，为医院争取更大的利润空间，面对通过广告引流过来的人群时，接诊的医生往往需要极力宣传治疗的有效性，他们有时什么话都敢讲，甚至不计后果。最典型的案例就是经媒体披露的北京武警二院接待魏则西的李主任，曾大言不惭地说"生物免疫疗法"可以治愈滑膜肉瘤这样的恶性肿瘤，还可以管20年。如果不这样宣传和承诺，患者就不会接受治疗，而接受治疗后，一旦疗效不如刚开始讲的那么好，患者就会有心理落差，感到上当受骗，最终可能会酿成一桩重大的社会事件。

莆田系医院的广告宣传常常是地毯式轰炸的，其广告形式很多元化，不仅在各种媒体大量投放，在网络宣传方面也涉足很深，其中，百度搜索是他们的主战场。他们不仅在线上做广告，线下做广告也很张扬，车站、机场、码头、高速公路旁、马路旁、街道上、小区里、电梯里明显的广告栏上，甚至公共汽车车身、出租车尾部都有他们的广告身影。他们还主动把广告做到农村，许多农村的围墙上都有他们的妇科、男科的广告，尤其是春节前后，更是他们进攻农村的黄金季节。莆田系的广告在很长一段时间内，几乎无处不有，无处不在，由此可见他们对广告的重视和钟情，但世上没有白花的钱，这也充分说明广告对他们经营的重要性。

莆田系做广告还有一个显著的特点，那就是他们舍得为广告投入，一个男科医院一年的广告总费用有时会在1亿元以上。20世纪90年代中后期，以广州为例，当时有媒体披露莆田系医院广告的年投入费用高达亿元以上，读者会看到某报封底的广告栏几乎天天被某男科医院所承包。医学美容医院的广告投入则更多，根据2014年的中国美容整形行业报告透露，当莆田系几所医学美容医院的年营业额突破10亿元时，其年广告费就花了3亿～4亿元。另据中国广告行业年鉴统计，以莆田系为首的民营医院，自2012年起，向百度投入的广告费每年高达120亿元，莆田系一度成为百度广告收入的行业大客户之一。

当然，铺天盖地的广告宣传拯救不了一切，持续的名利双收永远离不开诚信与品质。在部分媒体大量收取莆田系广告费的同时，有些媒体并没有失去铁肩担道义的监督精神，对揭发莆田系医院的种种丑闻也时有报道。

2. 导医人员

这是莆田系医院经营的又一大特点。公立医院或是其他的民营医院，一般有两至三名导医人员，她们的主要职责是分诊、咨询、指引路线等。而莆田系的医院则大多有一支年轻貌美的导医队伍，一所中等规模的医院一般约有15名导医人员。医院每来一个就诊患者，就有一名导医人员全程跟随，为患者服务，带患者去挂号、找诊室、找医生，医生看完病后，还会带着患者做各种检查，帮患者交费、拿药，或是帮助患者办理住院手续，她们热情、周到、细致、体贴入微，这令大多数患者深受感动。

导医人员的主要功能，一是要能留住患者。当患者犹豫不决时，导医人员就要立即上前做思想工作，不断地给患者灌输病情需要治疗的思想，让患者接受治疗，很多患者因为感动于导医人员良好的服务态度，容易在没有深入了解的情况下接受治疗。有了导医人员，莆田系的患者流失率很低。二是要完成收费，有了导医人员的指导，各种费用能很快支付，毕竟收到钱才是根本。

3. 训练医生，让医生也懂营销

莆田系各医院给医生的待遇相比于其他民营医院而言较高，但一般都是按收入提成，在莆田系医院的主治医生，少则每月数万元，多则十几万元。院方对这些高薪医生有一个要求，那就是必须执行莆田管理者的经营理念——除了会看病，还要会营销。凡是在莆田系医院上班的医生，必须先接受岗前培训。培训的主要内容是销售技巧和心理学，目的是引导患者来院治疗。以下是从网上摘录的已离职医生透露的培训套路，其真实性虽然仍有待考究，但也从一定程度上反映了莆田系医院的培训模式。

一是要故意炫耀医生资历，如名牌大学毕业，把主治医师说成是主任医师，主任医师说成是著名医生或专家学者等，还要不经意透露坐诊的医生的"高超医术"，甚至能起死回生，让患者感觉到：我找的这家医院，找的这位医生，绝对是找对了。在今天看来，医生的这种行为令人不齿，但在早期莆田系人的眼中，这是开门必学的。

二是要偶尔"吓唬"患者，尤其是那些很在意自己的健康状况，平时处处小心谨慎的患者，"吓唬"的方式主要是对病情的发展和预后予以夸大，如"你这个病如果不及时治疗，就要演变成癌症""那时就不好治疗了，会危及生命，一定要及早治疗，世上没有后悔药"等。通过这种"吓唬"式的语言，达到让患者早点在这里接受治疗的目的。

三是没病说成有病，小病说成大病，能两三天治好的病，要拖到一个星期，能一周治好的病，要拖到一个月。这种做法的确不是君子所为，但在现实生活中，这种为了达到营销目的而不择手段的做法在各行各业中都几乎有过，莆田系把它应用到医院营销中也见怪不怪，但也为其后来备受社会诟病埋下了隐患。

四是训练医生试探患者心理的技巧。"上次有个患者，输液两天，病情好了很多，我告诉患者要把七天的药输完，才能把感染彻底治好，结果他没有听，一个星期后感染又加重了，花的钱更多。"在给患者开处方时，用这些不经意的话试探患者的反应，如果患者很听劝，就可以增加治疗方法和药物。"重视自己的身体是对的，我把这个药给你多开两天吧，免得你再跑一趟。""现在一些中药原材料不是原产地的道地药材，有效成分不如过去好，就得多增加一些使用剂量。不是每个医生有这个经验哦。"这些试探病人心理的技巧，已经被《南方周末》等媒体公开披露过。

五是训练医生的算账技巧，激发医生的销售潜能。一篇名为《医生销售技巧10法》的文章开门见山地指出，如果不去判断患者的支付能力，不灵活运用销售技巧，只是一味地追求营业额，无异于杀鸡取卵。当患者表现出对价格有疑虑或对治疗比较迟疑时，医生就要主动运用算账技巧，不要等患者说出"这么贵"时才想起来。

以凝固刀手术为例。医生要学会跟患者算账，如"虽然凝固刀手术费要两三千元，但手术后不需要特别的护理，也不需要特别的营养，还不用冒手术风险，实际上是很便宜的。""这个药比普通的药贵几十块钱，但疗效要好得多，少请一天假也不止这几十元钱了。"

在莆田系医院的整个经营运作过程中，医生是最关键、最重要的环节，做好医生的工作，将他们的待遇与经营收入挂钩。有的医生不善"说话"，有的不想昧着良心去运用这些所谓的技巧，那么这类医生在莆田系医院是干不下去的。当然，也总有医生与莆田系医院的经营方针一拍即合，从而成为莆田系的重要骨干，他们利用莆田系医院的平台，完全履行莆田系的营销理念，落实莆田系的营销方案和营销目标，为莆田系创造了扩张奇迹。这些理念相合的人，最终都会因为企业文化走到一起，至于这种企业文化是否能容于人们的价值观，这又是另一个话题了，此处暂不多言。

（二）专科医疗特色鲜明、定位精准

海尔电器刚开始时只生产电冰箱，后逐步发展至生产空调、洗衣机等多种电器；美的刚开始只生产电风扇，后逐步发展至生产空调等多种电器，成为电器巨头；做服装的如七匹狼等刚开始只做西服或衬衫，后逐步发展至生产各种服装，最终成为服装大王。被称为"现代管理之父"的彼德．杜拉克在书中把这种企业发展现象总结为"项目经营"法则，即根据企业的自身条件，先只做一个项目，再一个项目一个项目地做大做强，最后形成大中型企业。莆田系医院的经营发展遵循了这种管理模式。

比如，网上盛传这么一个说法，其真实性我们无从考证，此处仅供参考。莆田东庄人陈某获得了一个治疗皮肤病疥疮的中药方子，效果不错，他所治疗的疥疮患者治一个好一个，从此这位"洗脚上田"的陈某就成了治疗皮肤病的"名医"。又因为治皮肤病能赚钱，一些东庄人都跟着陈某学习治疗皮肤病，后来便形成了一支治疗皮肤病的队伍，他们在电线杆上贴广告，把旅馆房间当作诊室，游走于各地，慢慢走出福建，走向全国，这就是"游医"一词的由来。江湖上说到莆田系创办的专科，其实大多指的是皮肤科。

改革开放之后，我国经济迎来快速发展的黄金 30 年，发展进入快车道的同时，也带来了一些社会问题。比如，中国人长期以来的性禁锢一下子解除了，性解放成为当时社会的一股潮流，随之而来的是部分地区性交易屡禁不绝。由于缺乏卫生预防知识，加上不洁性交概率增多，几乎绝迹几十年的性病突然沉渣泛起。由于当时各大医院都没有将性病单独设成专科，而性病的临床表现又涉及皮肤，就把性病归入了皮肤科。就是在这样的历史背景下，莆田人开始从治疗皮肤病，慢慢发展为治疗性病，并迅速在全国各地开起了神秘的"皮肤病"（性病为主）专科。

治疗性病成就了莆田系。实际上他们那一批人也是靠治疗性病发家的。得了性病的男女害怕自己的"秘密"被暴露，而电线杆上的性病广告，就像大海的灯塔一样，让他们有了明确的方向和去处。当时治疗性病一个疗程需要 3000 元～5000 元不等，他们看菜下饭，经济条件好的患者就收5000 元，一般的就收 3000 元。性病患者通常砸锅卖铁、到处借钱也要治疗，而且性病传播往往是男女双方的，来了一个就有可能来第二个，所以看性病的，常常是男女一起来。

在这个过程中，也引来了不少其他疾病的患者，男性患者如前列腺炎、前列腺肥大、肾亏阳痿等，女性患者如妇科炎症、不孕等。精明的莆田人认识到，皮肤科是不能涵盖这些疾病的，于是他们便沿着性病这条线办起了男科专科、妇女专科和不育不孕专科。后来当医疗行业发展到政策允许私人办医院时，他们就索性办起了男科医院、女科医院和不孕不育医院。一时间，电视广告铺天盖地，莆田系可以说是打响了民办特色医院的第一枪。

莆田系在办医的过程中还意识到，不仅这些专科能赚钱，其他专科更赚钱，如肿瘤、美容整形、口腔等。这些有"东方犹太人"之称的莆田人，是哪样能赚钱就开办哪种专科。肿瘤专科在技术上有点"高大上"，他们担心做不过来，早期开办肿瘤专科的投资者就比较少。后来有经济学家在演讲中说，如果要讲经济效益，医学美容整形行业可以称得上是第一，此话被莆田系听进去了，并快速实践了起来。据笔者多年观察，莆田系于2000年前后开办了大量的美容整形专科，后来又办起了医学美容整形医院。笔者认为，医学美容整形医院是莆田系在最好的时机介入的新兴专科医院，可以说是莆田系业务扩张中最为成功的案例之一。

牙齿是人类重要的生存器官，欧美等发达国家非常重视牙齿的健康。笔者曾经对美国访华军舰做过调研，一条护卫舰上，只有不到200名官兵，居然有一名专职牙医，可见他们对牙齿的极度重视。改革开放前，人们还没有富裕起来，能吃饱饭就不错了，哪里还顾得上牙齿。所以，我国60岁以上的老年人的牙齿问题比较普遍，但他们赶上了改革开放的好时代，后期他们的生活水平提高得很快，牙齿的缺失影响了他们的生活质量，故补齐牙齿便成了他们的重要需求。就在这个时候，种植牙技术也逐渐成熟了起来，种植牙成了一个重要产业，全国各地以种植牙为主的口腔门诊、口腔医院如雨后春笋般不断涌现。莆田系敏锐地察觉到了这是赚钱的好项目，所以在全国大大小小的口腔医院、门诊部中，由莆田系创办的牙科占了很大比例，尤其是在种植牙这块大蛋糕中，莆田系实实在在地分得了一杯羹。

撇开莆田系的是是非非，纵观其经营理念，他们在经营医院的过程中，不求大而全，不与强大的公立医院争高低，他们只办皮肤病、性病、男科、妇科、不孕不育、医学美容、口腔这几个专科，深耕细作这几个领域，花大量精力、大量资金做市场营销。由于这种策略定位精准、贴近市场需求，又注重老百姓的心理感受，尽管他们在经营过程中出现过起起伏伏，一些营销行为也遭到社会的诟病，但是从整体上看，莆田系医院经营得风生水起，在中国民营医院发展中占据了重要的地位。

（三）迅速扩张

莆田系扩张有几个显著特点。

（1）他们办医院不会去征地，基本不会选择从零开始建设新医院，因为从投入与回报来看，这样做的回报周期会很长，从卫生部门批准设置许可、征地、设计、报建、施工，到检查验收、批准同意开业等环节，最快也要两三年，慢则五六年。所以他们多采取租赁房屋的方式，从卫生部门批准、装修改造到同意开业，基本可以在一年内搞定，大大缩短了创办医院的周期，从而快速办出一家新医院。

（2）规模普遍不大，房屋多是租赁的。莆田系医院大多占地面积不大，但装修十分精致，特别适合做专科医院。

（3）大多走连锁经营道路。连锁办院主要有两种类型。

一是综合性医院，分为一级、二级、三级综合性医院，一级医院是提供医疗、预防、康复、保健等综合性服务的基层医院，其主要功能是直接对人群提供一级预防，为二级医院转诊患者，主要有大内科、大外科、中医妇儿科等，床位一般不超过100张；二级医院是跨几个社区提供医疗卫生服务的地区性医院，其主要功能是参与高危人群的监测，接受一级医院的转诊，对一级医院进行业务指导，且能进行一定程度的教学和科研，床位多在500张以内，医院可二级分科，如外科当中又可分为普外科、胸外科、骨科，内科又可分为心内科、神经内科、呼吸内科等；三级医院是跨地区省市、可向全国范围提供医疗卫生服务的医院，是具有全面医疗和教学科研能力的医疗预防保健中心，其主要功能是提供专科服务，解决危重病症和疑难病症，接受二级医院的转诊，对下级医院进行业务技术指导和培训人才，编制床位在500张以上，可进行三级以上的精细分科，如骨科可分为手外科、关节骨科、创伤骨科、脊柱骨科、四肢骨科等。民营综合性医院的扩张多数从一级医院扩张发展成为二级医院，而扩张发展为三级综合性医院的较少。因为综合性医院的规模宏大，需要投入的资金很多，如果只是在局部领域做强做大，就很难实现综合性连锁经营发展。所以早期的民营医院，无论是莆田系还是其他派系的，很少有大型综合性医院出现，不过近几年，随着民营资本巨头介入医疗行业，这种情况正在改变。

二是专科医院，无论什么专科医院，都是二级以上专科医院，根据我国政策规定，不设一级专科医院，二级专科医院床位须在100张以上、300张以下，但口腔科医院床位设置数量可以降低，只需50张床位。二级专科医院一般面向含有多个社区的地区，人口数量在十万左右，主要提供专科医疗服务，兼顾预防、保健和康复医疗服务，并承担一定的教学科研任务，属地区性专科医疗机构。

专科医院与综合性医院相比，有如下特点：专科医院规模小、投资少、高级技术人员少，如精神病医院，全院只需要一至二名副主任医师以上职称的人员配置即可，单病种、单系统即可成为一所专科医院。莆田系之所以重点办专科医院，很少办综合性医院，就是因为专科医院规模小、操作简便、管理上容易复制，这为他们后来的扩张模式提供了经验，所以莆田系后来以创办连锁专科医院为主。他们根据市场需求，在一个城市创办专科医院，取得成绩后，迅速在其他城市扩展第二家、第三家甚至更多，这种连锁优势在于能迅速占领市场，不断扩大市场份额。莆田系在短短十年的时间里，医院数量就达到8000余家，年营业额达到几千亿元的规模，相当于一些大中城市的GDP总量。

（四）基本医疗需求做得一般，特殊性医疗需求做得很成功

医疗服务需求是指在同等的医疗服务价格下，患者愿意且能够支付的医疗服务消费量。在这一概念中，需要强调三点：第一，患者应当具有接受医疗服务的主观愿望；第二，患者具有一定的支付能力；第三，实际发生的医疗服务消费。这是构成医疗服务的三大要素。

医疗服务从内容上分为基本医疗服务和特殊医疗服务。所谓基本医疗服务是指患者患病后，能以其目前所能提供的、能支付得起的、适宜的治疗技术，包括基本药物、基本服务、基本技术和基本费用。参保职工患病治疗时，基本医疗保险只能提供医疗保险药品目录里的药品，医疗保险诊

疗项目目录里的治疗，医疗保险支付标准内的费用。超过范围内的药品、诊疗项目，以及超过社会统筹医疗基金最高支付限额以上的医疗费用，则不属于基本医疗范畴。

所谓特殊医疗服务，是指医院在保证医疗基本需求的基础上，为满足群众的特殊医疗需求而展开的医疗服务活动，特殊医疗服务这一概念是20世纪90年代提出来的，刚开始是指为外宾和高级干部服务的医疗。后来根据价格来确定，超出基本医疗服务的价格就是特殊医疗服务，这项规定取消了对病患的身份识别，同时增加了医院的收入，被当时认为是一项成功的改革。随着社会的发展，特殊医疗服务的内容和项目不断增加，特殊医疗服务的定义又发生了变化，医学美容整形、种植牙、贵宾病房、生殖医学、高端体检等自费项目或超出医保报销范围的统称特殊医疗服务。

莆田系在经营基本医疗服务上，一般收费偏高，但又常常缺乏非常有经验的医疗技术队伍，所以他们往往把人民群众的基本医疗服务当成特殊医疗服务来经营。结果他们经营的综合性医院多数门庭冷落，住院门诊患者不多。如广州市某区的莆田系医院，本是一所极具规模的医院，开院初时因有广告效应，人流量还算不错，但由于经营不善，久而久之，医院患者越来越少。十几年后，医院内部病房和设施陈旧，院方又没钱装修改造，前来就诊的患者多是一些外来务工人员，当地群众很少去该医院看病，于是医院日渐衰败。为了不至于亏本，精明的莆田人就把各科室承包给别人干，甚至连医院最基本的科室也外包了，最终形成了恶性循环，经营状况依然不佳。而且，有这类情况的还不是一两家医院，这也说明在基本医疗方面，莆田系所擅长的模式并不太成功。

相反，莆田系经营的特殊医疗项目，如医学美容整形、生殖医学、口腔种植牙等做得却是风生水起，特别是医学美容整形，他们投入了大量的广告宣传，而且在医院装修方面下足了功夫，从外面看像是星级酒店，从里面看，环境高雅温馨，这种好的环境能吸引从公立医院退休的有经验的医学整形外科医生加入，也比较符合年轻人的时尚审美，所以医院的人气大多旺盛。据行业内人士透露，莆田系正积极筹备医学美容整形医院集团上市工作。这种行业细分市场的运作模式让莆田系在日趋激烈的市场竞争中开辟了新天地，是值得民营办医者思考的。

（五）一般从公立医院承包科室起家

这一点在前面已有叙述，故在此不做赘述。

二、莆田系为什么一度遭到社会诟病

（一）任何商业模式和商业操作都带有一定的引导性

笔者曾带着虔诚和崇敬的心情去游览陕西的一处知名寺庙。一开始，导游小姐告诉我们，在佛祖面前抄写经文是不要钱的，并引导我们到抄写经文的地方，选一段经文自己抄写，抄写完毕后，导游小姐说，前面有几位大师讲经，大师可以通过经文解释我的人生命运。大师讲得很讨喜，说我有官运、有财运，一生灿烂，要风得风，要雨得雨，要事业有事业，要爱情有爱情，好得不得了。然后说，你抄写的这段经文放在庙里保管会更加有运气，放一周是多少钱，放一个月是多少钱，放三个月是多少钱……时间越长佛祖保佑你更久。确实，抄写经文、大师讲解经文都是不收钱的，但大师讲了那么多好话，作为游玩香客总要回报一下吧。于是大家按保管三个月的标准交纳了保管费。

我们回过头来想，佛教圣地也开始玩起了商业操作，先以不收钱为诱饵，然后步步深入，最后还是要回归到收取费用。其实任何商业操作，对于买家而言都有风险，如报纸上常曝出房地产商先以低价的名义吸引客户，等购房团到达现场后，再告诉购房团特价房售罄了。饮食行业中以深海虾、走地鸡为由多收费的报道屡见不鲜。销售行业中，无论是在电商或者是实体商店，被人投诉买到假货、优惠背后有陷阱等也常有发生。商业陷阱在现代社会中仿佛无处不在。在当今的社会生活中，人们常常要做出抉择，买还是不买，选择正确可能就不会上当受骗，选择不正确则可能会遭受损失。

莆田系也是如此，他们投入巨资大做广告，首先就要在经营中收回广告成本，于是便千方百计地运用各种手段，要患者相信他们的治疗方法是最先进的、最有效的。对于莆田系这种广告冲击，如果患者不能做出正确选择，就很可能会掉进陷阱，如 2016 年曝光的"魏则西事件"就是个典型案例。在莆田系医院里，还常常被曝光出把人没有病说成有病，小病说成大病的案例，患者上当受骗后，有的向卫生行政部门举报，有的向消协投诉，有的向媒体报料，有的在网上发帖揭露。现代社会是网络时代，坏事传播得更快。因此，莆田系遭到诟病，其根本原因是由其商业模式决定的。

（二）媒体的曝光，让莆田系声誉一度遭受打击

据《华商报》2016 年的一篇报道，1998 年，中国著名打假人王海，在为客户调查一宗假药案时，顺藤摸瓜发现了福建莆田医疗存在诈骗嫌疑，他们以莆田系的詹氏家族为典型例子，向媒体大肆披露了有关黑幕并向卫生部实名举报詹氏家族的违法行医行为。此事一经曝光后，直接促使卫生部发文取缔游医，这无疑给莆田系造成了重大打击。1999 年，是莆田游医被外界最为关注的一年，太原某报记者在暗访中，被一个莆田人办的门诊部的"老大夫"诊断为淋病，然后他又去了另一个诊所，结果被诊断为"非淋菌性尿道炎"，并被告知可能会引起不育，但该记者在医院检查根本无病。此事随后被记者报道，并引起了强烈反响。

1999 年 7 月，《南方周末》刊发了莆田游医治疗假性病诈骗钱财的详细报道，再度引起了强烈的社会舆论反响；2004 年，承包科室被卫生部列入严厉打击之列。2005 年，著名教授郎咸平的《财经郎闲评》节目组称接到患者对民营医院的投诉电话，投诉莆田系医院把人没病说成有病，小病说成大病。郎咸平在节目中曾公开宣称，根据记者调查，在莆田系医院里，所谓的性病只有约 5% 是真的。2014 年 7 月 14 日，新东方一名女教师徐某在云南玛丽亚医院因分娩死亡，新东方董事长、全国政协委员俞敏洪在其

微博上严厉批评了莆田系，要求相关部门对该院进行调查，这则直指云南玛丽亚医院的微博，瞬间引爆舆论，使其所属的莆田系再次浮出水面。随后，《新金融观察》《东方企业家》等媒体再次深挖玛丽亚医院的其他医疗事故：2013 年，青岛玛丽亚医院未查出脐带打结，导致胎儿胎死腹中，涉事的母亲王女士曾在医院门口拉横幅写道："还我骨肉，玛丽亚医院医疗事故负全责，不道歉，不赔偿，天理何在"；2016 年的"魏则西事件"是莆田系被媒体曝光的总爆发，全国上下都在批评、指责莆田系。媒体开始不断曝光莆田系，不是批评其虚假医疗广告，就是指责其医疗服务欺诈，或是披露其恶性医疗事故等。长期以来形成的企业文化理念与经营管理模式，导致了莆田系屡遭非议，但这似乎也是必然的，莆田系声誉受损在所难免。

（三）莆田系利用了医疗服务的某些特点

特点之一： 消费者信息缺乏和信息不对称。

不论在商品市场上还是在服务市场上，具有不同知识程度的消费者，可以按照自己的意愿购买他们所期望的商品或服务，很少带有盲目性。然而，在医疗市场中，由于医疗服务的特殊性、医学专业的复杂性以及消费者对医学知识和信息的缺乏，使得医疗服务消费前很难对服务质量和数量事先做出正确的预判。首先消费者患病后并不能肯定自己会需要什么样的服务，接受何种检查，服用哪种药物，一般都是按医生的建议进行。其次，患者对医疗服务的价格也缺乏了解，他们多数是在不知道价格的情况下接受服务的。再次，患者对医疗服务的质量和效果感受与医生掌握的不一定相同。因此从某种意义上讲，在医疗服务供需双方之间，存在着明显的信息不对称，患者没有足够的信息来做出有利于自己的消费选择，供需双方处于信息不对称状况。

特点之二： 医疗服务需求的被动性。

医疗市场不同于其他市场，在医疗服务产生的过程中，患者在医疗服务的种类和数量上的自主选择性不大，虽然其获得医疗服务的愿望与医务人员的判断之间存在一定的差异，但最终需求还是会受医务人员的影响，接受医生提供的选择。因此对于患者来说，医疗服务是被动的，而医生拥有主动权，他们可以作为患者的代理人为患者选择服务。另外患者往往带有求助心理，希望通过医务人员的服务来消除病痛，保持健康。因此消费者与医务人员之间存在着救援与被救援的关系，医疗服务需求者与供给者之间并不存在交换关系。

莆田系在医疗服务过程中牢牢把握主动权，通过种种手段和措施，可能会过分地向患者提出医疗服务要求，如过度医疗、过度检查、过度用药等，其归根结底就是为了收取更多的医疗费用。但这种情况在其他医院也较为普遍，被医改列入攻坚战范围。患者多数是被动的，被迫接受过度服务，被迫支付高昂的医疗费。一旦医疗效果不像治疗之前讲的那样好，付出高昂的费用没有达到解除病痛的目的，患者就会大呼上当受骗，这也是莆田系遭到集体诟病的一大根本原因。

三、转型发展

实际上莆田系在经营运作过程中，也在不断地升级转型。起初他们在电线杆上做广告，在旅馆、酒店房间看病，每天能赚几百元。精明的莆田系人总觉得这样不能把事业做大，他们试图探索新的发展道路，于是便开始与公立医院或部队医院合作，在这些医院承包科室，把所开展的治疗性病、皮肤病的业务转移到承包的科室，在报纸、电视上做广告，让人觉得这是大医院开办的专科。不得不说，这种试探获得了重大成功。患者在公立医院排队看病，让莆田人尝到了甜头，他们大举进攻公立医院和部队武警医院。

20 世纪 90 年代初，公立医院的发展状况普遍不太好，尤其是基层的一、二级医院。对于基层医院来说，有人来医院承包科室，上缴管理费，为医院创收，何乐而不为呢，因此莆田系进基层的公立医院也比较容易，对于那些规模较大、地理位置好的医院，他们会千方百计使出各种办法，把科室承包下来。进军公立医院承包科室，对于莆田系来说就是在走捷径，优势也极为明显。一是可充分利用公立医院的资质，既不用自己申请资质，也没有自办医院的申报周期之忧。与医院签了协议，只需做一些必要的准备，即可营业。二是利用公立医院的品牌。公立医院大多数历史悠久，在当地是家喻户晓的品牌，群众信得过，不需要打广告就有患者慕名前来。三是不用招太多员工，可以与医院共享机关后勤人员、保安、司机及其他各类工作人员，对这类开支，他们只需向医院支付管理费或者在提成中直接扣除，可以大大降低成本。四是以与公立医院合作为掩护，可以逃税。2005 年，卫生部下令取缔"院中院"，即取缔公立医院中的各类型合作科室，但部队武警医院不在其列，他们仍然可以打着合作承包科室的擦边球，于是莆田系又大举进驻部队武警医院进行科室承包。当时，几乎所有城市的部队武警医院都有莆田系的身影，他们打着部队武警医院的旗帜，利用人民群众对部队武警医院的信任，大发其财。通过承包科室，莆田系挖到了第一桶金，为之后创办医院奠定了雄厚的资本基础。后来，合作科室越来越不好干，公立医院也逐渐摸清楚了莆田系的套路，不断提高分成比例和管理费，莆田系的利润开始大幅下滑，矛盾频频出现。莆田系深深知道，依托于公立医院和部队武警医院终究不是办法，这只是权宜之计，一定要有自己能掌控的阵地，只有不受制于人，才能发展壮大。

2006 年前后，国家开始大量清理"院中院"，莆田系损失惨重，而有的公立医院，仅一家就被清理出十几个合作科室，一年损失了几亿甚至十几亿。同时，国家政策不断开放，逐步允许私人开办诊所和医院，莆田系从中看到了曙光，并陆续办起了一批属于自己的门诊部、诊所和医院，成功地实现了经营模式的转变。2006—2010 年是莆田系创办医院的高光时段，短短的五年时间内，莆田系就从几百家医院迅速增加至 8000 余家。迅速崛起的莆田系一跃成为中国民营医院的一支不可小视的重要力量。

在创办医院的同时，莆田系在经营管理上也开始反思，特别是"魏则西事件"之后，他们终于认识到，光靠铺天盖地的广告不是唯一的办法，在网上购买医院排名也有利有弊，医院要谋求发展最终还是要走人才技术发展的道路，只有注重职业道德，重构办院观，才能实现华丽转身。

关于莆田系的转型升级，笔者在此也总结出了三要素。

一是取势。树立以患者为中心的思想，一定要贴近患者，让患者有体验的过程。要让患者满意，医院经营管理要遵循"三个转变"和"三个提高"。三个转变是：规模扩张向质量效益转变；粗放经营向精细化管理经营转变；硬件投资向软件建设转变。三个提高是：发展要提高效率；管理要提高质量；投资要提高效益，将医务人员的工作量、服务质量和服务难度作为考核指标。

二是明道。以医疗服务产品为中心，患者需要什么，医院就提供什么，医院服务要围绕患者的诉求来展开。医院的高层管理者，一定要知道医院的发展机会在哪里，要从战略层面找到发展的驱动要素并将其做到极致，而不能再像以前那样以事后的数字统计与分析为导向。

三是优术。以高效传播为中心，传播决定了产品营销速度的快慢。互联网时代的营销过程越来越快，速度过慢就会直接被淘汰，会导致产品有使用价值但却无运营价值。利用互联网的传播速度，让医疗服务的价值快速呈现，需要采用新时代的传播手段，如利用网络社交平台将最好的服务直接呈现在患者的手机上。

总结分析莆田系转型的三要素，不外乎客户、产品（技术）和营销三个方面，以客户为中心，解决客户需求，注重提升产品和技术档次，以最快的营销方式和传播途径运营产品，讲实事、求实效，切忌花里胡哨。大部分莆田系医院都将这三要素运用到了极致。

莆田系在总结成功经验和失败教训时认识到：民营医院之前的关注点不是满足患者尚未满足的医疗需求，也不是如何提供更好、更便宜的医疗服务，而是一门心思利用医疗信息的不对称来赚取患者的钱财，这样显然是不能持续的。医院的品牌除了需要广告支持外，更需要政府及相关部门的肯定，还需要媒体的正面关注，通过多渠道改善患者的体验才能树立真实客观的医院形象。为此，莆田系在转型过程中提出了四大措施。

第一个措施是回归医疗本质，拉动医院可持续发展。首先要看好病，确保疗效；规范管理，规范医务人员的执业标准，严格遵守操作流程，从源头上保证医疗安全，规避医疗事故及医疗纠纷。

第二个措施是提升医疗服务水平，满足不同患者的心理需求。目前的医疗状况，无论是对于公立医院还是民营医院，大多数患者都认为看病贵。同时他们认为，高价格的医疗服务除了要体现在品质和疗效外，在内涵服务方面也应有所体现，而目前这种服务是欠缺的。医生要把患者当作亲人，站在患者的角度换位思考，与患者达成友好互信的关系，这才是解决问题的根本。

第三个措施是从公益活动入手，借力异业联盟，树立医院品牌。随着媒体广告效果的减弱，百度竞价也在走下坡路，而举办公益活动则变成了一种更为合适的选择。他们不断提高举办公益活动的频率，频频和慈善机构合作开展活动，与社区合作开展义诊活动，让专家走出门诊部与患者亲密交流。

第四个措施是加强对患者的随访，增强患者对医院的信任度。莆田系各医院相继建立了客服部，负责调查患者的来源、处理患者的投诉及跟踪患者的动态。这项措施特别强调要做好对患者的随访工作，随访的内容包括治疗效果、医院体验感受、对医院品牌评价等，并认真落实患者反馈的各种意见和建议，使医院与患者保持良好的互动关系。

"魏则西事件"之后，莆田系认真落实了转型的各项部署，医院开始走上健康可持续的发展道路。自2016年之后，媒体上的负面报道少了，被政府相关部门处罚责备的情况也少了。莆田系各医院，特别是医学美容整形医院经营得更加风生水起，有些发展势头较好的医院甚至正在积极筹备上市。莆田系已经积累了雄厚的资本，也经历了长期的市场考验，通过认真总结正反两方面经验教训，也把握住了正确的发展方向，我们有理由相信，莆田系在中国民营医院发展史上，一定会结出更丰硕的成果。

值得一提的是，作为民营医院的研究者，笔者从网上曾看到过一个莆田系寻找人才的案例，虽然无法辨识其真伪，但觉得很有意义，分享如下（为避免不必要的误会，部分人物使用化名）。

莆田系中有一个叫陈波（化名）的创业者，是莆田秀屿区东庄镇后江村人。他在 37 岁时，已经是上海某医药器械公司三大股东之一，这家公司旗下拥有 20 多家医院，在莆田系中算是中上水平。但陈波实现医院转型的方式可以说是别具一格。2004 年前后，他收购了福州台江医院，这是一所二级综合性医院，要在此基础上实现转型，首先要有人才。他听说在福建省某医院当了多年院长的兰某要退休了，便通过同乡福建省某公立医院的副院长牵线搭桥，游说兰某来他的台江医院当院长。但兰某是何等高傲之人，一口便回绝了。因为他曾听说在全国各地开诊所的莆田人，主要是看性病，手段是开高价处方，高价售药，欺骗患者钱财。他认为医生理应救死扶伤，蒙骗患者是最不应该的，故早年便与莆田系保持距离。

兰某原是福建省某医院的院长，他的医术与口碑都不错，这也使得兰某在行业中有极高的地位。但有两件事使兰某的观念发生了一些改变。退休之前，他去了一趟台湾，发现全台湾只有一所公立医院，叫荣总医院，属军队管辖，也对外开放，而其他居然全部是民营医院，最大的一家民营医院是"台塑大王"王永庆创办的长庚医院，这家医院后来的发展也超过了荣总医院。一些医学院校的附属医院则像美国一样，多以基金会的形式创办，性质也属民营。台湾医师公会的成员也多数是民营医院的，公会负责人可向"立法院"提案，不像大陆的医学协会，成员多为公立医院的人，民营医院很难沾上边。

从台湾考察归来后，兰某开始关注大陆的民营医院。与国有企业改制一样，许多公立医院都转让给了私人，国家的政策也开始发生变化，他察觉到，我国的医疗改革开始慢慢与国际接轨。

刘备三顾茅庐请诸葛亮出山，陈波请兰某何止三顾，他有足够的耐心和诚意。正当兰某的心理发生变化时，陈波加大了心理攻势，并说服兰某与他一同出去看看民营医院的发展。没想到这一看，让兰某改变了对民营医院的看法。转了一圈回到福州后，陈波把台江医院的规划图展现在兰某面前，兰某觉得转型后的莆田系医院再也不是只看性病的游医，他们也想做出一番大事业，就这样，兰某和莆田系找到了共同目标，并接受了他们的邀请，担任了福州台江医院的院长。上任后，他充分发挥自己的资源优势，将台江医院发展成为与福建医科大学附属医院等多家知名公立医院建立协作关系的医院，将一批知名公立医院的退休专家引进到民营医院坐诊，并创造出了一个新模式——民营医院与大学医院挂钩，当时这在福建还是首家。台江医院按照兰某的设想以及在公立医院积累的经验来办医院，不到两年时间，台江医院的门诊量从每天的几十人发展到每天五六百人。门诊患者和住院患者的数量大幅增加，陈波的台江医院实现了成功转型。要知道，一所医院要是获得了人民群众的信任和认可，那将是一棵常青树。在这个案例中，莆田系结合各要素的发展情况，设计出了适合自己的转型理念和方案，并将其做到了极致。

通过观察我们也发现，莆田系中仍有个别医院转型升级的重心依然是营销，即信息的传播，对最核心的东西——职业道德建设与诚信建设仍然没有给予足够重视。俗话说，小成靠勤、中成靠智、大成靠德，无德无信不立。如果莆田系在转型过程中，更多地以职业道德为中心来塑造新形象，就更能获得人民群众的信任和认可，再加上他们先进的营销手段，那么莆田系就能够越飞越高。

四、莆田系是中国民营医院不可分割的一部分

自 20 世纪 80 年代起，民营医院已历经了 30 余年的发展，无论其中有多少不同的门派，无法否认的是，莆田系是中国民营医院的先行者。中国民营医院协会和各省、市非公立医疗机构协会，以及各种学术组织、医疗团体，经常把莆田系排斥在外，甚至有部分学术会议，莆田系也是无法参加的，当然，这里面有一定的历史原因。这对莆田系来说，他们虽没有表现出太计较，但也开始着手自己组建莆田（中国）健康产业总会，2014 年6 月 28 日，莆田（中国）健康产业总会（PTHIA）正式宣布成立，并在莆田举行成立大会，2016 年前后，开始在各地发展分会，如广东省内就有莆

田（中国）健康产业总会广东省分会暨广东省民营医疗健康产业协会，行业内俗称"中国健康联盟会"。

近些年，莆田系经常召开民营医院经验交流会，还邀请过医疗界各大专业人士到会，逐步打开了自己的局面。虽然曾饱受诟病，但莆田系现有几千家医院，涉及几十万人的就业，这也是不争的事实，历史总归是要朝着进步的方向发展的。所以说，莆田系是中国民营医院行业重要的组成部分，这是不可轻易否认的历史。

五、揭秘莆田系四大家族①②

一个时代，会因为一股历史潮流涌现出一批优秀杰出的代表人物。如第二次世界大战涌现出了罗斯福、丘吉尔、斯大林、艾森豪威尔、巴顿、朱可夫等影响世界的名人；新中国成立史上涌现出了毛泽东、周恩来等英雄领袖人物；中国改革开放的大潮中，涌现出了马云、马化腾、董明珠等一批优秀的企业家。同样，莆田系在中国民营医院发展的大浪潮中也涌现出了"四大家族"，也有人称"四大天王"。但现在的媒体网络十分发达，关于"四大天王"的各种传闻不少，孰真孰假亦难以辨别，本着发扬正能量的原则，笔者对其进行了严格梳理（如下），以供读者了解参考。

莆田市秀屿区东庄人陈德良，20 世纪 80 年代初带领四个徒弟闯江湖，他们分别是：侄子詹国团、邻居陈金秀、林志忠和黄德峰。这四个人就是以医疗起家的富豪四大家族，是莆田系的代表人物，就算是在今天看来，也可以称得上是中国民营医院的代表性人物。

1998 年，职业打假人王海在打假一种药，这种药在药店买不到，不零售，只在一些医院就诊时才能买到。王海根据所掌握的线索，派了五六个人去这些医院就诊，结果都被诊断为有病，不是性病、淋病，就是尿道炎

---

① 引自《起底蒲田系四大家族》，腾讯新闻，2016 年 5 月 3 日。
② 引自《揭秘蒲田系医院四大家族发家史》，中国青年报，2015 年 4 月 14 日。

等。他们很害怕，就到公立医院检查，结果什么病都没有。经过调查后，王海他们了解到这些医院都是由福建莆田人开的，而医院的老板叫詹国团。王海认为，这些莆田系医院不仅存在假药问题，还存在假医生，便与中央电视台的相关人员去湖南长沙暗访，中央电视台认真调查之后，揭露了莆田系医院假医假药的问题，并向卫生部举报。卫生部发文，要求各省、市大力整治假医假药问题，矛头直指詹派医院。

全国各地掀起了一场大整治，这场整治沉重地打击了詹国团以及莆田系的各个派系。詹国团很害怕，跑到新加坡避难并获得了永久居民证，风声过后他才回到国内。他觉得老一套的方法有问题，要想重新再来必须要做出改变。2003 年，詹国团决定回国开办三甲医院，那一年他 39 岁。他先后考察了东莞、深圳、宁波、苏州、福州、嘉兴等地，最后选择了嘉兴。选择嘉兴的原因是因为有当地政府的支持，未来医院的所在地又是一个新开发区，将会有 40 万常住人口，而当时该地也没有一家三甲规模的医院，只有卫生院。其次，他的集团在上海，离嘉兴也比较近，管理起来很方便。

嘉兴新建的医院叫新安国际医院，是商务部和卫计委批准的首家民营综合性国际医院，于 2005 年动工，2009 年开业，总投资 10 亿元人民币。当时预期要到 2014 年才能盈亏平衡。

詹氏家族是莆田系的第一大家族。

詹氏家族的主要成员包括詹国团、詹玉鹏、詹阳斌、詹国连等人。詹国团，1964 年出生，这位赫赫有名的弄潮儿，便是莆田系"四大天王"之首。詹氏家族在全国各地开办的医院有上百家，是莆田系医疗模式的开创者。莆田系是有派系之分的，创业初期跟着谁就属于谁的派系，原来跟着詹国团的就是詹氏一脉，莆田系中跟着詹国团的人最多，所以影响最大。詹氏家族的部下最多，参股的也最多，但对于不同的派系，相互之间一般是不会参股的。比如，詹氏家族是不会投给陈氏与林氏派系的，同样地，陈氏和林氏也不会投给詹氏。现在国内大部分的"玛丽医院""玛利亚妇儿医院"都被詹氏家族所掌控。

詹氏家族把上海作为重要根据地，他们于 2001 年在上海注册成立上海中屿投资集团。根据工商局天眼查询2019年7月的结果显示，上海中屿投资集团现已改名为上海华衡投资（集团）有限公司，公司地址位于上海自贸区内，企业注册资金为1.5亿元人民币，詹国团、詹国连和詹国营三兄弟仍是大股东，其中，詹国团控股34%，这家集团公司旗下至少拥有7家各类企业，投资的医院和托管医院至少有数十家。

经历了王海打假事件和卫计委的整顿后，詹氏家族曾一度从人们的视线中消失。当詹国团再次出现时，与之前大不相同的是，他的身份变成了新加坡中骏国际医院管理集团的董事长，詹国团的一位堂叔也加入了新加坡国籍。他们摇身一变，成了海外客商来内地投资民营医院的第一批人，中骏集团就此浮出水面。

中骏集团于2003年9月托管了福州鼓楼医院，2004年与美迪亚集团、澳信集团一起入股上海博爱医院，博爱医院也成为上海首家民营医院。詹氏家族以上海为基地，以新加坡外商身份投资，到目前为止，其旗下的医院已经遍布全国各地。

截至2018年，该家族掌握的主要机构有：上海华衡投资集团、北京中健华医投资集团、新加坡中健华医投资集团、上海中屿投资集团、新加坡中骏国际医院管理集团、北京民众医院投资管理集团等。

詹玉鹏，詹氏家族的另一重要成员，于1957年出生。詹玉鹏的嫡系机构主要是玛丽医院集团，这是目前全国最大型的妇产科连锁医疗集团，集团年营业额在30亿元左右。旗下的医院主要有：黑龙江玛丽亚妇产医院、青岛妇婴医院、青岛玛丽妇产科医院、济南乳腺医院、无锡玛丽亚医院、重庆华山中医乳腺病医院、济南坤如玛丽医院、泉州坤如玛丽医院、重庆坤如玛丽医院、天津坤如玛丽医院等。

詹阳斌，詹氏家族的又一成员，他旗下的医院主要有：天津华北医院、天津华夏医院、天津丽人女子医院、北京丽人女子医院、北京北海医院、上海万众医疗投资股份有限公司、上海万众医院、上海安真医院、上海福华医院、上海玛丽女子医院、温岭和平医院、深圳福华中西医结合医院、黑龙江东北医院等。

詹氏医疗集团的下属企业还有：新加坡中骏医院投资集团、上海中骏医学科学研究所、上海澳信医院管理公司、上海澳信实业有限公司、厦门奥琪进出口贸易公司、福建莆田水利工程有限公司、福州通产光电技术有限公司、北京品康科技发展有限公司、上海拓能医疗器材有限公司、重庆兴瑜药业有限公司、山东中骏医院管理公司、重庆华山医院管理有限公司、北京品康医院管理有限公司、天津华山医院、上海博爱医院、上海真爱女子医院、江苏施尔美整形美容医院、长春同济医院、云南玛丽亚女子医院、中骏医学研究所、珠海惠爱医院、沈阳北陵医院、青岛长征医院、成都长征医院等。

莆田系第二大家族是陈金秀家族。

莆田医疗界盛传"一团二秀"的说法，"一团"指的是詹国团，"二秀"指的是莆田系的第二大家族——陈金秀家族。与詹氏家族相比，陈氏家族显得更加隐秘低调。陈氏家族产业已经扩张到不同的地域和不同的领域，即便在医疗行业，也涉足了不同的细分市场，有着不同法人的医院。陈金秀掌控的上海西红柿投资有限公司，是以医疗产业为主的多元化投资公司，已投资了上海浦西医院、苏州华美莱美容医院、苏州东吴医院等10余家医院，形成了以上海为中心、长三角为重点的区域发展格局。

业内人士都知道陈氏家族的产业还包括华美整形医院。据说这是中国最早的整形美容医院，华美旗下机构已经覆盖广州、四川、南宁、长沙、福州、云南、重庆、济南等地。大家都知道陈氏家大业大，但究竟有多少产业，谁也说不清楚。陈金秀麾下的企业主要有：上海市闵行区中医医院、成都华美整形医院、苏州东吴医院、泉州华美美莱整形医院、苏州华美美莱整形医院、广州美莱整形医院、佛山美莱整形医院、昆明华美美莱整形医院、重庆华美美莱整形医院、福州华美美莱整形医院、北京华美美莱整形医院、上海华美美莱整形医院、杭州新东方妇产科医院、厦门登特口腔医院等。后来，在不少的城市中，华美与美莱两大品牌分开了，形成了两个独立的品牌整形医院。

陈氏家族另一个重要成员叫陈建煌，1964年出生，掌控着华夏时代投资集团。该集团地处全国的政治、经济、文化中心北京市海淀区，集团注册资本 2.8 亿元，现有总资产 40 多亿元，全资或控股六十多家子公司，拥有员工 1 万多人，博士有 120 名，硕士研究生 600 多名，华夏投资集团拥有三级医院两家、二级医院 6 家。下属医院主要有：济南华夏医院、武汉华夏医院、内蒙古天骄医院、北京前海股骨头医院、贵州退休医师医院、荆州华康医院、武汉华美医院、瑞安华东医院、铜川华夏医院、聊城东昌府医院等。

莆田系第三大家族是林志忠家族。

林志忠是广东省福建莆田商会名誉会长、莆田（中国）医疗健康产业总会会长、博爱（中国）企业集团监事会主席、莆田医疗产业总商会会长。林志忠在中国民营医疗领域是一位响当当的领军人物，在过去 30 多年中，他以卓越的智慧、非凡的胆识和富于开拓的精神，一次又一次地引领着中国民营医院的发展。

博爱（中国）企业集团创建于 1987 年，是一家以医疗投资、医院管理和临床服务为主导产业，集影视、网络及其他相关产业为一体的超大型现代化企业集团。历经 30 余年，博爱企业集团在业内具备了良好的口碑及深厚的底蕴。博爱集团下辖深圳博爱集团、上海远大集团、江西博爱集团、南京盛世同进集团、博爱企业海外投资集团，拥有设备完善的医疗项目，可提供心脏外科、心内科、肿瘤科、妇产科、儿科、眼科、神经科、整形外科等代表先进医疗水平的项目和技术。

博爱集团是中国目前唯一在海外投资的医疗产业集团。近十年来，该集团相继在印度尼西亚、越南、马来西亚、柬埔寨、泰国、菲律宾、迪拜、南非等国家和地区开设分支医疗机构，仅在越南就投资了四所医院，在海内外已形成了巨大的影响力，为集团的全球化奠定了基础。博爱集团在取得了骄人的成绩的同时，也为中国的医疗技术向世界输出做出了积极的贡献。可以这么说，林志忠是把医疗事业办到国外去的莆田系第一人。

深圳博爱集团旗下的机构主要有：深圳博爱医院、深圳远东妇女儿童医院、深圳曙光医院、深圳五洲中西医结合医院、深圳景田医院、番禺玛丽亚肛肠医院、惠州仁德妇科医院、广州利德医院、广州东方丽人医院、深圳博爱影视传播中心、深圳博爱投资管理公司、深圳博爱广告公司、博爱人才网、上海仁爱广告公司、医网天技广告、中华整形网等。

上海远大医疗集团是中国博爱企业集团之一，其旗下主要有：上海运大心胸医院、上海仁爱医院、上海天大美容整形医院、上海沪申五官科医院、上海远大健康城。杭州片区主要有：杭州博爱医院、杭州长安医院、台州协和医院等。

莆田系的第四大家族是黄德峰家族。

黄氏家族的主要成员是黄德峰、黄开飞两兄弟。黄氏家族位列四大家族之末，其产业规模、数量虽不如詹、陈、林的家族，但在民营医院中的实力也非同小可。

黄德峰创建了北京五洲投资集团，集团旗下有：北京五洲男子医院、呼和浩特五洲男子医院、重庆五洲男子医院、北京圣保罗女子医院、北京天伦不孕不育医院、北京曙光男科医院、青岛曙光男科医院、石家庄美联臣医疗美容医院、北京美联臣医疗美容医院、山东淄博金盾医院、广州市江南医院、北京慧中医院、北京阳光丽人妇科医院、北京恒安中医院、北京国际医疗中心、河北东方中西医结合医院，山西阳泉东方生殖医院、江苏淮安中山医院等。

黄氏家族中的黄开飞掌控着上海邦泰医院投资管理公司，旗下有上海九龙女子医院、上海城市男子医院、上海西郊骨科医院等。

任何一个行业，在风起云涌的改革进程中，大浪过后留下来的企业都有着属于自己精彩的故事。在中国民营医疗行业的百花丛中，莆田系是一朵备受争议的奇葩，有功有过，有是有非，在经过诸多阵痛之后，逐步走向正轨的康庄大道。民营医院的发展史就如三国演义开篇唱词所言般：滚滚长江东逝水，浪花淘尽英雄。是非成败转头空，青山依旧在，几度夕阳红。白发渔樵江渚上，惯看秋月春风。一壶浊酒喜相逢，古今多少事，都付笑谈中。

第八章
广州复大医院的成功之道

据广东省卫生厅 2010 年编写的行业楷模系列丛书《使命》一书相关章节披露，广州复大医院（以下简称"复大"），历经十几年的发展，已经成为广东省民营医疗行业中的先进典型。复大医院在世界范围内，已有一定的知名度，其住院患者来自境外的居多。

复大创造了许多"第一"，其冷冻治疗肿瘤的例数位居中国第一，甚至在世界上独占鳌头；出版了全世界第一本冷冻治疗专著《肿瘤冷冻治疗学》，其英文版也已经出版；成功切除被路透社称为"超级巨瘤"的面颈部巨大肿瘤，为世界首例；胰腺癌冷冻疗法获得日本低温医学学会金奖，是中国第一家获此殊荣的医院……

那么复大成功的秘诀是什么？为何能成就这么多"第一"？按院长徐克成教授的话说就是，复大走的是一条"自信、自强、自律"的发展之路。

一、自信：复大生存和发展的根基

复大的前身是于 2001 年 3 月创建的广州新海医院肿瘤新技术治疗中心。2003 年 8 月，经广东省卫生厅批准设立广州复大肿瘤医院；2008 年经广州市海珠区批准，两家医院实施统一管理，合并成为复大医院，主要收治肿瘤患者。

在广州能治疗肿瘤的大医院有数十家，民营医院要在这一领域生存下来绝非易事。复大靠什么？首先靠的是自信，复大人相信他们的医院能够成为具有中国特色的创新型肿瘤治疗机构。

随着社会的发展，肿瘤病已越来越常见，在未来甚至会取代心脑血管病，成为人类第一健康大敌。目前各个医院大都人满为患，肿瘤患者不得不排队等候诊治，这可能会让许多患者错过最佳诊治时机。要让肿瘤患者获得及时的治疗，必须要"换个思路"——采用新的技术和经营运作策略。复大把自己的工作策略放在采用微创技术及微创技术与传统技术的结合上，重点治疗中晚期或常规治疗后复发的患者，这种定位受到了广大肿瘤患者的欢迎。

复大的自信还来自于他们是由真正的专家"治院"的。复大的创始人徐克成是著名的消化病专家，早在20世纪80年代，他就以研究血清酶和同工酶诊断肝癌而闻名全国，他主编的《消化病现代治疗》是我国众多医生的临床参考用书；他还主编了《临床胰腺病学》，是中国开展肿瘤血管化学栓塞法、射频消融法和细胞疗法的先驱之一。他在赴美考察冷冻疗法以后，认定这项从现代航天技术衍生而来的技术，能对许多实体肿瘤进行消融治疗，于是便将其引进，并作为复大的治疗特色。另外，协助徐克成创建复大的左建生早在攻读研究生期间，就在研究幽门螺杆菌与胃癌关系方面有着卓著成绩。有此"良将贤才"办院治院，复大的发展势头迅猛。

二、自强：复大生存和发展的关键

世上没有救世主，复大的成长主要靠自己。在经营期间，复大不断派出医生、护士外出学习，参加国内外各种学术会议；请来许多专家介绍经验，甚至还从国外邀请著名的肿瘤专家定期来院"强化"培训。他们坚信，只有自身先练好基本功，不断创新，才能自立自强。

自强是医院生存和发展的关键。

复大的医生全部具有学士以上学历，硕士、博士众多，在这种人才配置之下，其技术成果自然也多。中华医学会会长、中国工程院院士钟南山教授在为《肿瘤冷冻治疗学》一书所写的序言中说："我长期从事呼吸系统疾病的研究，作为一名对肺癌治疗倾注毕生心血的同行，对复大牛立志博士和他的团队在肺癌治疗方面做出的成绩，甚为钦佩。"

美籍博士邱大卫曾在美国最大的肿瘤医院斯隆·卡塞琳医学中心研究艾滋和肿瘤免疫近 10 年，他从网上了解到复大后，毅然举家迁至广州，担任复大生物治疗中心主任。他从理论到实践，完善了肿瘤免疫治疗，使之成为预防肿瘤转移或复发的重要治疗手段。

依靠全院上下的努力，复大在肿瘤治疗上创造了属于自己的医疗特色——冷冻治疗法。1998 年，冷冻治疗技术及设备被美国批准用于治疗前列腺癌和肝癌；1999 年我国批准引进冷冻治疗技术。复大是我国最早应用冷冻治疗技术的医院之一，从治疗最常见的肝癌开始，到治疗肺癌、胰腺癌等数种恶性肿瘤。对于不能手术切除的中央型肺癌，复大采用 CT 引导靶向经皮冷冻 + 局部清除肿瘤的治疗方案，使有效率大大提升，患者 1～5 年的生存率也大幅上升。中国医学科学院的一位胸外科博士生导师在复大看了这些患者的 CT 报告后，感慨地说："从胸外科角度看，要去除这样的肿瘤，几乎是难以想象的，而复大竟然做到了。"

胰腺癌冷冻治疗也是复大享誉世界的特色。胰腺癌号称"癌王"，能手术切除的不超过 5%，不能手术切除的胰腺癌患者存活期一般为 3～6 个月。复大尝试用冷冻治疗技术治疗 12 例进展性胰腺癌患者，结果显示患者中有 16% 的生存期超过 1 年。为了提高疗效，从 2005 年开始，复大采用冷冻消融联合 125 碘粒子植入治疗，进一步增强了治疗效果。

自强离不开创新。

肺癌是最常见的恶性肿瘤，冷冻治疗是治疗肺癌的一项重要技术。但肺癌的冷冻治疗在技术上一直存在一个疑问：冷冻的温度范围为多少才合适？使肿瘤细胞死亡的最高温度是零下 40 摄氏度。冷冻中心区温度低达零下 170 摄氏度，在此区肿瘤细胞无一例外都会死亡，但边缘区的温度为零度，不会导致瘤细胞死亡。为了保证所有肿瘤细胞均被消融，复大用猪做了实验，发现冷冻治疗时靶细胞坏死区大于冷冻区，三个循环冷冻产生的冷冻效果超过两个循环。这一发现为中央型肺癌的冷冻治疗提供了理论依据，被称为"革命性发现"。冷冻治疗会导致细胞死亡，局部控制肿瘤效果虽然良好，但不能解决肿瘤复发和转移的问题。而免疫治疗能够使癌细胞休眠，被认为是延长进展期癌症患者存活期的重要方法。复大提出了冷冻治疗联合免疫治疗的方案，重点增强患者的天生免疫能力，让一些转移性癌症患者能获得长期生存的机会。

自强要敢于挑战极限。

挑战极限，就是做一般人不敢做和不能做的事。复大敢于向极限挑战，一个个被其他医院认为不治的患者，在复大"起死回生"。

在广州复大肿瘤医院官网的"患者故事"栏目中，至今都挂着一条来源于《羊城晚报》的旧闻，称 2001 年 11 月 22 日的《羊城晚报》曾刊发了《谁愿为铭仔切除巨瘤》这篇文章，该文讲的是一位名叫铭仔的粤西山区小孩，颈部有巨大肿瘤，被广州几家大医院拒治。走投无路的铭仔父母带着他来到晚报编辑部寻求救助。3 点半报纸刚刚印发，4 点半复大就派出专车，夜行 300 余千米，到粤西山区接回铭仔。医院请广州、北京和香港的专家来会诊，结论是：手术是唯一的治疗手段，但几乎没有可行性。悲观的会诊结果没有让复大人放弃，他们千方百计维持患儿生命，先用介入治疗将肿瘤的血供阻断，再行放疗，3 个月后，肿瘤缩小一半，最后做冷冻治疗。这位被各大医院拒之门外的患儿最后竟然也可以和其他小朋友一样上学了。

另外，广州复大肿瘤医院的官网还显示，2006 年 3 月 16 日，马来西亚最大的华文报纸《星洲日报》刊登了一篇报道：吉大州亚罗斯打有一位 19 岁女高中生叫洪秀慧，她的头面部长了巨瘤。当地报纸呼吁全世界的医院"救救这位象面人"。复大驻马来西亚办事处的工作人员在 8 天后将报纸送来广州。徐院长惊呆了，他从医 43 年，这样大的肿瘤他也是第一次看到。

他不敢收治，但又不忍心弃患者不顾。4 月 2 日，徐院长飞到亚罗斯打后便直奔"象面人"洪秀慧家。秀慧的肿瘤从右侧头顶延伸到颈下，足有 40 厘米长，右眼已毁损，口鼻严重变形。徐院长不忍患者再遭受如此大的痛苦，决心收治她。复大专家们把肿瘤看成是一棵大树，先后 5 次为患者做介入治疗，先用不锈钢圈把肿瘤内的血管一根根阻断——即"剪断树根"，再在 CT 引导下，用冷冻探针将"树干"（瘤体）一段段冻死。4 个月后，秀慧的肿瘤变小了、"干枯"了，最后分两次将肿瘤全部切除，切下的肿瘤重达 1.5 千克。

三、自律：复大可持续发展的保证

复大的创建源于徐克成院长与卫生部老部长陈敏章的一次谈话。徐克成和陈部长是校友，有一次开会两人相遇，陈部长语重心长地嘱咐他要"好好做人，好好做事"。徐克成一直记着老部长的嘱咐。美国氩氦冷冻技术问世后，徐克成认为可以将这种"特殊治疗"作为创办肿瘤医院的"独门绝技"。他没有忘记老部长"好好做人，好好做事"的祝福，为复大制定了院训：厚德行医，医德共济。

作为民营医院，复大深知要自爱、自律，并把"不收红包、不拿回扣、不接受请吃饭"等"三不"列为医院的必须要遵守的院规。谁违反了，谁就触犯了医院的"高压线"，不仅要退回私吞的钱物，还必须承担患者所有的医药费，接受一定的处罚，甚至被开除。

2003 年 5 月，作为访问教授，徐克成院长访问了台湾地区最大的民营医院长庚医院和中国医药大学，考察了台湾地区杜绝医护人员收受"红包"的规定。回院后，徐院长为复大新加了几条院规：①实行高中层干部最低工资制；②加大年终奖在全年总收入中的比例；③将关键性技术人员与一般人员的收入差距拉开到 10 倍以上；④欢迎媒体自由采访。中外媒体来院，只记录采访者身份和所在媒体，院方不陪同采访。

复大几乎没有发生过违反"三不"的事件。许多人问为什么复大能做到"三不"？徐克成院长并没有讲什么特殊的高招，他说，关键是氛围。在复大，员工们把收受红包、回扣看成是耻辱。

有一次，复大的牛立志博士去东莞为一患者会诊，临走时，患者家属硬塞给他 4000 元的红包，他回院后，将其中的 1000 元上缴财务，算作车费，将另外 3000 元存入患者的账户，用于他第 2 天入院的预缴费。还有一次，一位印尼患者出院时，复大的后勤员工帮他把行李送到汽车旁，患者随手塞给他 50000 印尼卢比（按当年的汇率，大约相当于 40 元人民币），就开走了汽车。这位员工并不清楚 50000 印尼卢比的价值，他非常紧张，立即上缴给医院办公室。

如果遇到特殊情况，复大会进行特殊处理，但"三不"原则不能变。徐院长有一位朋友，因患肺癌到复大住院，在住院期间进行支气管镜检查时，心跳突然停止，经医生积极抢救，最终总算救了回来。这位朋友执意要请医务人员吃饭，徐院长不同意，朋友生气了："我们六十年的交情，难道还不值一顿饭吗？"徐院长拗不过，只好接受了邀请，但在出院时，那位朋友的住院费被减去了 2134 元，正好就是那餐饭的费用。

某部门的一位孙姓领导，1987 年在南通医学院看过病，由时任该院消化科主任的徐克成为他行胃镜检查，这一查，查出了早期原位食管癌，当时徐克成立刻给他做了手术，术后情况良好。几年前，这位领导又查出了肺癌，已经 76 岁的孙老想起了徐克成，于是便找到了复大。复大为他做了肺癌经皮穿刺冷冻活检，活检结果是炎症而非癌症。又"逃过一劫"的孙老激动得老泪纵横，几乎是命令式地要请医务人员吃饭。徐院长这次同意了，他想让老领导达成心愿，但最后买单结账时却仅用了 211 元。原来这是徐院长与酒家"共同策划"的。几天后，徐院长买了保健品送给老领导，变相地归还了那 211 元。

第九章
民营医院该如何向亚心医院
学运营模式

在国内的民营医院中，武汉亚洲心脏病医院（以下简称武汉亚心医院）具有一定的标杆意义。从单体医院到医疗集团，从单一学科到综合学科，从单一诊疗环节到全产业链服务，武汉亚心医院逐渐打造了一条独特的专科医院发展之路，值得医疗行业学习借鉴。

在 2019 年 4 月底举行的第二届妇幼医疗高峰论坛上，以投资医疗行业见长的道彤投资创始合伙人、武汉亚心医院总经理黄宁先生，在演讲环节分享了民营医疗机构的成长经验，对武汉亚心医院的运营模式进行了详细的解析。以下内容为演讲稿中的节选。①

武汉亚心医院自 1998 年开始筹建，至今已有 20 多年的时间。医院管理是一套复杂的系统，一个成功的医疗机构跟一个伟大的企业一样，都要具备核心要素，最后体现的就是这个组织的文化和价值观。要成为一个伟大的组织，从初期就要去建立文化，要有一个适当的架构，才能让文化真正落地。

在这点上，武汉亚心医院有非常深的体会。1999 年，哈尔滨医科大学附属第二医院在全国率先实施 ISO 9000 族标准，我们就去那儿学

---

① 引自《亚心医院运营模式给民营医疗的启示》，作者黄宁，道彤投资网，2019 年 4 月 27 日。

习。在中国的民营医院里，武汉亚心医院是第一个实施 ISO 9000 族标准的，直到今天我们还在用，这对武汉亚心医院的基础体系建设起到了巨大的作用。

早期时候，我们更多借鉴的是新加坡等地的一些医院的经验，也深入访问了麻省总医院、梅奥医学中心等机构，它们都是我们的学习榜样。武汉亚心医院的每一位员工都知道，要用"医者父母心"的态度对待每一位患者，使每一位患者在出院时都拥有一颗健康愉快的心。

武汉亚心医院心脏外科手术量连续 15 年在全国排名前三；外科死亡率 0.5%，低于国家的平均死亡率；在武汉亚心医院，心脏介入手术量一年可以达到近 3 万台。能达到这个水平，体现的是其背后的管理和品牌价值。

这些年，武汉亚心医院也获得了很多行业认可。在卫计委联合北大发布的《中国最佳临床学科评估排行榜》中，武汉亚心医院位列前十；武汉亚心医院的内、外科也入选复旦版《2015 年度中国医院最佳专科声誉排行榜》专科提名。

武汉亚心医院的发展战略，从管理战略、技术战略、市场战略、人才战略、科教战略、质量战略、服务战略，每一个都有着清晰的思路，而且不断在上台阶。

技术战略上，建立多中心诊疗，提高技术含金量，提升专业技术水准；市场战略上，对外拓展与共建，每年参加武汉亚心医院年会的心脏医生超过 2000 名；科教战略上，邀请国际一流专家与武汉亚心医院进行学术交流与手术演示，开展国际合作项目；服务战略上，引进企业化的管理理念，建立"以患者为中心"的管理模式。

民营医院面临的一个比较大的问题，就是如何建立它的运营模式。从管理上，亚心采取的是董事会领导下的总经理与院长负责制。

在武汉亚心医院，所有的行政运营管理、市场营销、成本资源配置、保障系统，所有对外的与人、财、物相关的都是由总经理来负责。院长主要负责医疗质量控制、人才梯队、学科发展、临床科研等。院长跟科主任的这所要完成的任务是医院里最核心的，是最需要不断提升和持续成长的，医疗专业体系想要不断攀登高峰，需要有一个完善的保障体系来支持。

这么多年来，武汉亚心医院的行政管理体系全方位为医疗专业体系服务，医疗专业体系全方位为患者服务。

"全方位"说起来很简单，但是怎么全方位？举个例子，武汉亚心医院基本上以手术病人为主，每个手术病人几乎都带有家属，而且武汉亚心医院60%的病人来自武汉市外。武汉亚心医院的专家教授有很好的技术，也很关心病人和家属，但如果还要专家教授去安顿家属，那肯定是浪费了他们的价值，而且他们也没有时间。那武汉亚心医院的运营管理团队就会去考虑这个问题，从病人家属的住宿到生活问题，武汉亚心医院都可以提供支持保障。

这个时候对于病人来讲，他们所感受到的不仅是你给了他最先进的治疗技术、安全保障和合理的价格，还得到了很多附加服务，这个口碑其实是你最好的市场营销。二十年来，武汉亚心医院做了很多这样的小事。我们所有的专家对此也有信心，只要病人需要，武汉亚心医院的运营团队一定会保障到。

我们做民营医院没有公立医院天然的品牌优势，也没有天然的专家团队，但有这么全方位的保障来支持专家，支持整个医疗体系，我们就能走得更长更远。

二十年的成长过程中，武汉亚心医院历经了无数艰辛，但也尝到了回报和甜头。武汉亚心医院的理念是"给我一份信任，还您一颗健康愉快的心！"，这是在武汉亚心医院筹建时提出来的，到今天我们也依然在讲。

第十章
"魏则西事件"引发的思考

一、"魏则西事件"的始末

魏则西，1994 年出生于陕西成阳，籍贯河南省扶沟县，西安电子科技大学 2012 级学生，当时以 600 多分的高考成绩考入西安电子科技大学计算机系。2014 年 4 月，魏则西检查出了滑膜肉瘤，这是一种恶性软组织肿瘤，是高级别的侵袭性肉瘤，生存率不足 50%，魏则西去检查时，已经是癌症晚期了。此时，他还是一名大学二年级的学生。

儿子得了癌症，父母焦急不安，带着儿子奔走上海、北京、广州等各地的综合性医院和肿瘤医院就诊，这些医院给他们的结论是：目前没有有效的治疗方法。魏则西在当地医院做了两个疗程的化疗，病情没有得到有效控制。

心有不甘的魏则西和他的父母从百度搜索中发现，北京武警总队第二医院（以下简称武警二院）从美国斯坦福大学引进了生物免疫疗法，此疗法可以治疗滑膜肉瘤，这则广告当时在百度搜索排名第一。抱着对生的希望，他们立即辗转到了武警二院肿瘤科。接待他们的是肿瘤科的李主任，李主任信誓旦旦地告诉他们，生物免疫疗法可以治疗滑膜肉瘤，效果可维持 20 年。魏则西一家内心仍存在怀疑，专门查了这位李主任的履历，他们发现李主任曾经上过几次中央级电视频道宣讲生物免疫疗法，便对李主任产生了信任。

于是魏则西一家从 2015 年 9 月开始，东拼西凑借来了 20 多万元，其中包括魏则西同学募捐的 8 万元，一共做了四次生物免疫疗法，但遗憾的是，治疗的效果并不明显。2016 年 4 月 12 日，年轻的魏则西终于抵挡不住癌症恶魔，不幸离开了人世。

此前，魏则西在知乎上认识过一位网友，这位网友是从美国留学回来的，魏则西请他查查斯坦福大学生物免疫疗法的有关情况。这位网友经多方查找，弄清楚了生物免疫疗法的基本情况：生物免疫疗法曾经在美国一些医院试用过，后来他们发现该疗法疗效不佳，便停止了该疗法，但这一疗法传到中国后有部分医院如获至宝，将其应用了起来。

魏则西去世前在知乎网站上发布了这一消息，并劝诫其他患者不要上当。这一消息迅速传遍全国各大网站，一下子将武警二院及其生物免疫疗法推到舆论的风口浪尖上。网民评论像一股洪流滚滚而来，有人说是百度杀死了魏则西，有人说是北京武警总队二医院杀死了魏则西。当人们知道是莆田人陈某贤、陈某喜兄弟二人的上海柯莱逊生物技术有限公司承包了武警二院的肿瘤科时，一场口诛笔伐声讨莆田系的活动迅速在全国展开，各大媒体报刊、电视、网站纷纷谴责莆田系，就连微信里也充斥着各类谴责莆田系的文章，有人还整理出了各城市莆田系医院的名单。这就是 2016 年轰动一时的"魏则西事件"。

二、调查处理结果

魏则西事件曝出后，国家网信办会同国家工商总局、国家卫计委、武警后勤部组成联合调查组，迅速展开调查，查清魏则西事件的真相。

他们的调查结果是：武警二院存在科室违规合作问题，要求武警二院立即停止与上海柯莱逊生物技术有限公司合作，关停肿瘤科，同时对其他合作项目进行集中梳理清查，停止使用未经批准的临床医疗技术，按照中央军委《关于军队和武警部队全面停止有偿服务活动的通知》，要求武警二院所有存在科室违规合作的项目立即终止。同时，国家卫计委发出通知，全国范围内停止生物免疫疗法治疗肿瘤技术项目。

调查组认为，武警二院发布虚假信息和医疗广告，误导患者和公众，要求合作方立即终止与有关媒体的合作，停止发布虚假信息、广告和不实报道，严格按照解放军总后勤部、国家工商行政管理总局、原卫生部等五个部门联合制订的《关于禁止以军队名义发布医疗广告的通知》，对涉及部队机构的各类广告信息推广及宣传进行全面彻底的清理，积极配合有关部门进行监督，坚决查处，严肃处理。

调查组强调，涉事医生行为恶劣，魏则西主治医师李志亮不是武警现役文职干部，而是聘用的，调查组明确指出李志亮等人行为恶劣，要求对涉事的医务人员依据有关规定，由其主管部门实施吊销医师执业证书等行政处分，对涉嫌违规犯罪的人员移送司法机关处理。此次事件后，李志亮等三人被捕，北京武警总队二院的院长、政委被撤职，其他相关人员共13人被给予记过、警告等不同程度的处分。

调查组认为，百度搜索关键词竞价排名，在客观上对魏则西的选择产生了影响，竞价排名机制影响了结果的公正和客观，必须立即整改。对此，调查组提出三项整改措施：

一是立即全面清理和整顿医疗、药品、保健品等事关人民群众生命健康安全的商业推广服务，对违规信息一经发现立即下线，对未获主管部门批准的医疗机构不得进行商业推广。

二是改变竞价排名机制，不能仅以价格为排名标准；调整相关技术系统，在2016年5月31日以前，提出以信誉度为主要权重的排名算法并落实到位；对商业推广信息逐条加注醒目标识，并予以风险提示，严格限制商业推广信息比例，每页面不得超过30%。

三是建立、完善先行赔付等网民权益保障机制，对网民因受商业推广信息误导而造成的损失先行赔付；畅通网民监督举报渠道，提高对网民举报的受理效率；对违法违规信息及侵害网民权益的行为，一经发现立即终止服务。

调查组约谈了百度总裁李彦宏，指出百度所存在问题的严肃性。百度随后开除了负责该项业务的副总经理，并表示将以这次事件为契机，全面落实整改要求，全面审查医疗类广告服务，落实军队有关规定，立即停止包括各类解放军和武警部队医院在内的所有以解放军和武警部队名义进行的商业推广，对未获得主管部门批准的医疗机构坚决不提供商业推广机会；改变过去以价格为主的排序机制，建立以信誉为主、价格为辅的排序机制，控制商业推广的数量，每页面商业推广数所占比例不超过 30%，对所有商业推广信息进行醒目标识，并增设十亿元的保障基金，对网民因受虚假商业信息而遭遇假冒欺诈所受到的损失，经核定后可予以先行赔付。

三、魏则西事件引发的思考

思考之一： **在利益至上的年代，武警医院也逃脱不了对金钱的追求。**

为了经济效益，他们不惜把医院承包给被人们诟病的莆田系，而莆田系又违背了武警医院不准做广告的规定，以武警二院的名义在百度上做广告，这实际上是虚假宣传，是对人民的公然欺骗。

长期以来，人民信任子弟兵，武警医院在人民群众的心中有着崇高的威望和信誉，人民万万想不到武警医院会欺骗老百姓，而像武警二院这样以武警医院的名义在网上刊发广告的，又何止这一家呢？以武警医院的名义做广告，具有极大的欺骗性，这是令人不齿的。国家下令取消武警医院与外界医疗集团的一切合作，切断了某些不法分子在武警医院的赚钱路子，避免武警医院成为不法分子的避难所，这是一项对净化医疗市场的强有力的举措，必定会得到广大群众的极力拥护。

思考之二： **在 "魏则西事件" 中，百度做错了什么？**

众所周知，百度公司在商业上取得了巨大的成就，试问谁没有使用过百度搜索，有谁没有使用过百度贴吧？而就在我们使用百度产品时，经常会看到一些乱七八糟的广告，虽然这些可能都不是李彦宏及其团队当年建立百度公司时所期望的，但不可否认，百度应当要负起一部分的责任来。在中国互联网产业快速发展的浪潮中，百度堪称互联网的弄潮儿，作为一个规模如此巨大的网络公司，它的财富是建立在亿万网民的支持和信任上的，所以百度在取财于社会的同时，也应该对社会承担相应的责任，这种责任不仅是道德上的要求，更是法律上的约束。那么在魏则西事件中，百度做错了什么？百度应该承担什么责任？

"魏则西事件"爆发后，百度首次公开回应称，他们在第一时间进行了搜索结果的审查，审查结果表明，该院是一家公立三甲医院，资质齐全。显然，这种回应是不够诚意的。百度应该也非常清楚，真正做广告的人并不是武警医院，而是莆田系在幕后操纵，是莆田系以武警医院的名义做广告。百度这样规模巨大的企业，应该非常清楚党和国家的政策规定不允许武警医院做广告，但百度仍公然违背国家的有关规定为武警医院做广告。这不免让人怀疑百度是不是片面追求经济效益，而忽视了社会效益呢？更令人震惊的是，百度这种违规违法的行为也不是一天两天的事情了，这也在一定程度上证明，相关部门的监督管理是不到位的。

作为提供搜索服务的商业网站，收取商业推广费用是百度的经营模式之一，当然，这种牟取利益的方式无可厚非，但谁出的钱多就将谁排在搜索结果的前面，这显然是不合理的。竞价排名的做法，让无良商人钻了空子，最终为此付出代价的还是消费者。百度收了高额的商业推广费，就应该履行好检查监督的责任，不能只顾着收费，而不顾其真实性。诱导魏则西上当的生物免疫疗法，一种在国外被淘汰的疗法，在国内被夸大成新技术，涉事医生并没有将医疗方案的全部内容告知患者，而是以隐瞒欺骗的卑劣手段赚取一个在死神面前痛苦挣扎的家庭的医疗费，这些赚来的钱是"鲜血淋漓"的。

包括谷歌在内的世界大多数搜索引擎都将"搜索推广"界定为广告，而国内对于"搜索推广"的界定是有争议的。《中华人民共和国广告法》

（以下简称《广告法》）规定，广告是指商品经营者或者服务提供者通过一定的媒介形式直接或间接地介绍所推销商品或者服务的活动。在搜索引擎上人工地将商品或者服务置顶的行为，显然是广告行为。但百度所提供的竞价排名却被界定为信息技术服务，不属于广告，所以不纳入《广告法》的管理范畴。就算百度推广的不是广告，但百度推广了大量的不实信息、虚假产品，并从中牟取利润，那么百度就应该负起相应的责任。此次事件之后，也让百度调整了业务策略，医疗信息现在均标明为广告，相信这样的调整必将更好地造福于人民。

2011 年，谷歌因为为一家药房非法在线做广告，向美国政府支付了高达 5 亿美元的罚金，随后谷歌痛定思痛，对医疗产品的推广进行了严格的审查和控制，除了严格遵守当地的法律之外，谷歌还严格执行内部监管，对于医疗产品一概不予以宣传。其实行业内对于百度卷入虚假广告事件早已见怪不怪，对于一家商业公司而言，牟利乃其本性，但百度应该知道，推广虚假医疗信息，无异于谋财害命。人民期待，经历过这次事件之后，百度会像谷歌一样，彻底整改，真正地为人民服务。

思考之三："魏则西事件"牵出的莆田系为何没有被处罚？

莆田系为何能堂而皇之地进入公立医院，甚至进入武警医院承包相关科室？魏则西的死，从调查结果中可知，院方承担起了主要责任。但奇怪的是，这个幕后黑手却逃之夭夭，我们没有见到联合调查组处理上海柯莱逊生物技术有限公司及其相关负责人的相关报道，人们不禁要问，这是为什么？魏则西事件的幕后操作者——上海柯莱逊生物技术有限公司及负责人陈某贤、陈某喜兄弟没有发表任何声明来承担责任。这说明我们在对医疗的监管上，仍存在法律漏洞。

思考之四：医学也要尊重规律，不能创造神话①

魏则西及其家人的遭遇的确让人同情，这是一个典型的"中国式求医"的故事，父母变卖家产，四处奔波为儿子治病，最终人财两空，类

---

① 《魏则西留下的生命考题》，引自《人民日报》2016 年 5 月 6 日第 19 版。

似的悲剧其实屡屡在我们身边重演。

倘若一个人患了癌症，且经过了权威医疗机构的确认，那他究竟要做出何种选择才是正确的呢？是不惜一切代价治疗？还是顺应自然规律？这是让人无法回避的生命考题。大自然有春夏秋冬，人有生老病死，就像我们无法阻止春夏秋冬的到来一样，医生只是生命花园里的园丁，只能让花朵开得更好看一些，仅此而已。事实上，人体是一个极其复杂的生命黑箱，就像那神秘浩瀚的宇宙，人类对其的认知尚处于初级阶段，许多生命的奥秘还没有被揭示。尽管现代医学发展迅速，但许多疾病依然找不到有效的治疗方法，特别是恶性肿瘤，医生所有的努力都只不过是在和"死神"讨价还价，以延缓死亡的进程。医学是有限的，也是不完美的，虽然我们一直在追求技术上的进步，但这并不代表医生具有起死回生的能力，因此患者在面对疾病时，要尊重现有的自然规律，不能相信不切实际的神话。

医学本无神话，但偏偏有人编造神话，有人传播神话，有人相信神话，甚至不知不觉地扮演神话的主角。像魏则西一样，一些身患癌症的患者，由于缺乏科学的认知，他们迫切地希望能够抓住一根救命稻草，创造生命的奇迹，而这种病急乱投医的心理，恰恰让骗子们钻了空子。他们把生命当成生意，不惜花重金占领搜索引擎的入口，以精心炮制的虚假宣传为诱饵，大肆鼓吹神奇技术与惊人疗效，句句戳中患者的痛点，使患者甘愿押上身家性命赌一把，这些医疗骗子往往证件齐全，资质合法，具有隐蔽性和欺骗性，一旦有人上钩，他们便假戏真做，把骗术演到极致，直到榨干油水为止。如此骗术充斥江湖，不仅损害了患者的利益，也吞噬了医疗行业的公信力，导致医患关系更加紧张。如果政府部门不拿出"刮骨疗伤"的勇气，放任"毒瘤"野蛮生长，必将贻害无穷。

提升全民科学素养是一个长期的过程，而要避免人财两空的魏则西式的悲剧更需要良好的医疗制度保障。魏则西虽然已经走了，但医疗骗子不会主动退出江湖，如何避免下一个魏则西重蹈覆辙，是政府部门面临的重要课题。在欧美发达国家，每个人都有家庭医生，很多人从出生到离世，只找家庭医生，家庭医生成为医疗体系的中坚力量，这种健康守门人的制度，有效解决了医疗信息不对称的问题，患者不用盲目求医，自然也不会上当受骗，建立符合国情的家庭医生制度，是终结悲剧的治本之策。当然，中国人太多，医生不够用，解决这个问题需要一个过程，或许可以在一部分人中先行实施，前期积累经验，后期逐步推广。

魏则西，一个年轻生命的逝去，唤醒了整个社会的反思，这是不幸中的万幸，亡羊补牢，犹未为晚，愿"魏则西事件"警钟长鸣，成为推动医疗体制改革的重要契机。

四、"魏则西事件"对民营医院的冲击和影响

1. "魏则西事件"对社会办医的影响

国家鼓励社会资本进入医疗行业，积极出台开办各种类型医院的政策，有些人是不支持的，不少人提出不同意见，有的甚至公开反对，而"魏则西事件"正好给这些人提供依据，"魏则西事件"在一定程度上证明了反对者的意见是正确的。这些人跳出来写文章、演讲，援引"魏则西事件"，批评社会办医政策，借机放大民营医院存在的问题，全盘否定民营医院，整个民营医院行业进入了发展低潮期。

社会上甚至还出现了一股"民退国进"的思潮。有些地方政府在规划新医院时，原本留给民营医院的名额，由于担心影响医院的公益性和诚信问题导致人民对政府的不信任，就改为由政府投资、政府主办。一时间社会办医出现了停滞不前的现象，许多地方的主管部门在审批办医手续时，态度发生了明显的变化。

2. "魏则西事件"对莆田系的冲击和影响[①]

"魏则西事件"把莆田系推到了舆论的风口浪尖，全国各地出现了批评声讨莆田系的高潮，那么魏则西事件对莆田系的冲击和影响在哪里呢？

"魏则西事件"使莆田系完全暴露在了阳光下，因为和过去相比，新媒体、新技术带来了更广泛的信息传播，莆田系已经毫无招架之力了。看微信公众号，和莆田系医院相关的阅读量为10W＋的文章层出不穷，在这些文章中，大多都是介绍某座城市中有哪些医院是莆田系的。看微博文章，截至2016年5月4日下午4时，"魏则西事件"获得了551万的阅读量，同时莆田系民营医院也获得了202万的阅读量。再看百度指数，莆田系的搜索量呈指数级上升。除了新的媒体环境，新的技术手段也让莆田系更容易被找到。所有的媒体都在谴责和批评莆田系缺乏职业道德、唯利是图、欺骗患者、乱收费等问题。如果说过去也有批评莆田系欺骗患者的行为，但这一次批评的声音涉及之广、声势之大、数量之多是无法与之前比拟的。这对莆田系的声誉来说，几乎是毁灭性的打击。

莆田系业绩大面积下滑，据医疗行业内部人士估计，"魏则西事件"发生后，约有六成的莆田系医院门庭冷落，几乎没有患者。即便是那些规模比较大、经营时间长的医院，其就医量也下降了不少，整个莆田系难以为继，有些医院甚至不得不面临破产，造成这种局面的原因不言而喻。患者对莆田系深恶痛绝，加上大量的负面报道，在这种情况下，几乎没有人会选择去莆田系医院看病。

在莆田系医院的经营方式中，广告推广本是很重要的一环。"魏则西事件"发生后，百度搜索引擎暂停了全部的医疗商业推广服务，其他网站和媒体也暂停了，特别是对莆田系医院的广告突然大量削减。广告少了，去莆田系医院就医的患者自然也就急剧减少。

---

① 综合搜狐网、腾讯网"魏则西事件对莆田系的影响"专题内容所得。

莆田系这一品牌还能重建吗？许多品牌专家预测，该品牌很难重现辉煌，至少要花十倍的努力，才能让人重新建立信任感。

首先，人无信不立，业无信不兴，莆田系危机是整体危机，和很多企业面临的生产事故、质量问题等危机不同，像伊利股份、茅台酒业等也都遭遇过食品质量危机，但这种因非主观原因导致的，通过改正失误，企业信用度还是能够回升的，品牌也有机会重建。而"魏则西事件"的主角医生，在明明知道治疗效率低下的情况下欺骗消费者，相当于给本来就缺乏信誉的莆田系医院捅了致命的一刀，想要再重建品牌，谈何容易？

其次，有专家指出，品牌重建的关键是企业经理人要承认错误，知错就改，并启动宣传计划，逐步修复公司受损的声誉，这也许还能抓住最后的机会重塑品牌或公司形象。然而"莆田系医院"的品牌并不归属某个企业，它是一个集体形象，在没有出事之前的"平和时期"，莆田人以抱团取暖的形象示人，但是在非常困难时期，却又很难把莆田各医院团结起来，他们都各自打着各自的算盘。试想，如果莆田系医院第一时间站出来，发表声明快速承认错误，并给魏则西重大赔偿，同时清理行业老鼠，莆田系医院的品牌工作或许还能重建，但是如今别说莆田系医院团结起来集体发声，就是单个医院也没有人站出来发声。对于莆田系而言，他们已经失去了重建品牌的最佳机会。

3. 对莆田系之外的民营医院的冲击和影响

实际上莆田系之外的民营医院才是民营医院的主体，而"魏则西事件"使莆田系之外的民营医院也躺着中枪。"魏则西事件"过后，政府针对民营医院进行大规模整治，首先限制了公立医院与民营医院的各项合作，原来已有的合作也被勒令停止，这使许多民营医院损失惨重。

再就是限制了民营医院正常的经营运转，政府加大了对民营医院的监管力度。大多数民营医院特别是中小民营医院业绩下滑，门诊患者和住院患者都减少，这种情况延续三个月后，才慢慢地好起来；那些规模大的民营医院也受到了不同程度的影响，但相对来说较不明显。

受"魏则西事件"的影响,民营医院概念股在早盘曾一度集体下挫,如国际医学、信邦制药、绿景控股、爱尔眼科、平潭发展等个股均出现下跌,跌幅普超2%。

虽然"魏则西事件"对民营医院产生了很大影响,民营医院受到很大质疑。但有一个不争的事实,那就是无论是现在还是未来,医疗市场都离不开民营医院,未来的医疗体系应致力于化解看病难、看病贵问题,而民营医院所占的比重和所发挥的作用,都将呈现一个明显上升的态势,可以这么说,如果民营医院就此倒下,只剩公立医院一支力量独舞,"病有所医""病有优医"到来的日期将会受到影响。

当然,民营医院在发展的过程中,也许会出现这样那样的问题。"魏则西事件"从侧面证明了有些问题不仅存在,而且还相当严重。出现问题就应该解决问题,相关部门应加强对民营医院的监管,指导民营医院健康发展,使民营医院沿着正确的道路行进。

"魏则西事件"引发了政府和社会的深刻反思。我们相信,经过这次事件,在政府的积极引导下,民营医院会更加自觉地严格自律、诚信建院,民营医院和公立医院蓬勃发展的生动局面一定会出现。

第十一章
"手术室自拍事件"催生一所明星医院

2005年9月10日，在这个秋高气爽、丹桂飘香的季节，西安凤城医院（以下简称凤城医院）正式开业。医院占地10000平方米，医疗用房13000平方米，床位300余张。医院以创伤骨科，包括手外科、显微外科为主要特色，凤城医院经营稳步推进。2009年，经过西安市相关专家的严格评审，凤城医院被评为陕西省唯一一家二级甲等民营医院，医院手外科被西安市卫生局评为优势学科。

在医院经营一直较好的情况下，2010年初又传来利好消息，西安市政府从原来的老城区搬到凤城医院所在的未央区，周边人口徒增50万人，西安市新建的高铁火车站也设在未央区。尽管西安市中医院会搬迁到这里，西安市也在凤城二路规划建设西安市第三人民医院，但这里的医疗需求依然巨大，原来的医疗用房完全不能满足医院业务发展的需要。凤城医院投资人商定，设计建设一座60000平方米的新医疗大楼。经过一段时间的准备，大楼于2011年11月正式动工。2014年底大楼完工，按照原来的设计要求和容积率，新大楼完工后，旧大楼必须拆除。

正当投资人满怀信心、员工喜气洋洋搬迁到新大楼之际，医院却突然发生意外事件，即"手术室自拍事件"，这给医院发展带来了意想不到的影响。

一、"手术室自拍事件"全过程

2014 年 8 月 15 日，在郑小菊主任的带领下，凤城医院手外科相关医护人员在医院旧楼的手术室做完了最后一台手术，手术的患者叫白文海，患者全足皮肤撕脱、多发趾骨骨折，之前他已经做过了一次手术。"手术室自拍事件"当天，患者做了第二次手术，手术非常成功。手术结束后，这时患者实际上还没有离开手术室，有人提议"明天要搬往新手术室，我们拍张照片留作纪念吧"，就这样，参加手术的医生和护士在旧手术室拍了一张纪念照。一位护士将照片发到微信朋友圈，并附文称因为医院新大楼即将投入使用，旧楼手术室将搬迁到新楼手术室，后来不知道是谁又将照片传了到网上。这就是"手术室自拍事件"的真实起因与经过。

12 月 20 日晚 6 点 20 分，陕西广播电视台《都市快报》栏目的官方微博未经任何采访和调查，仅凭网友爆料，发表了针对此事的"一说为快"的微博；同日晚 9 点 45 分，《都市快报》又花了两分钟的时间在电视上进行了报道，从这两分钟的新闻视频中可以看到，该栏目记者并未对医院和当事医生进行采访调查。

12 月 21 日，各大微博号的转发加上电视媒体的报道，使得该事件迅速成为各大媒体网站的头条。当时的舆情监测显示，微博及网上转发的评论达到 160 万条以上，但这些评论大多都是负面的，有的评论说医护人员职业道德缺失，有的评论说这是对患者的不负责任，有的评论说这是白衣天使吗，有的说手术室是极其严肃的场所，勾肩搭背拍照很不得体，这样拍照容易暴露患者的隐私，还有的说手术室是无菌空间，拍照容易造成患者感染，同时也有的网友还认为，工作之余放松一下没什么，但应该选择更合适的场景……各大网站对该事件的关注度和网民点击率空前高涨，于是一场讨伐和指责凤城医院和该院手外科医护人员的风波迅速在神州大地形成，随后全国各大主流媒体、报刊、电视台也报道了此事，并引发了一场关于在工作时间滥用社交媒体、危害患者安全等话题的大讨论。

媒体的大量报道与网络快速的传播，引起了西安市相关部门的高度重视，相关部门针对网络舆情迅速召开了紧急会议，成立事件调查组进行全面调查。经过对网络上的图片与人员的对比排查，调查组认定涉事医院为西安凤城医院。经调查，网上所传照片的拍摄日期是 2014 年 8 月 15 日，拍摄地点是西安凤城医院某手术室，拍摄者的目的是旧手术室搬迁在即，相关人员在完成最后一台手术后，为留下纪念，拍摄了本组照片。

西安市相关部门调查了此事后，对西安凤城医院对相关责任人员进行了行政处罚：给予常务副院长记过处分，留职察看一年，扣发三个月的职务工资；免除分管副院长职务，扣发三个月的职务工资；免去麻醉主任的职务，扣发三个月的职务工资；免除护士长的职务，扣发三个月的奖金；所有参加自拍的医务人员均给予记大过处分，扣发三个月的奖金。

在此次事件中，西安凤城医院共处理了 20 名医务人员，包括两名副院长。相关部门还要求凤城医院就此事件向社会公开道歉，并进行全面整改，加强内部管理，落实医德医风，落实职业道德教育，规范医务人员行为，避免类似事件再次发生。事发后，相关部门还在西安凤城医院进行了医疗安全和职业道德教育专项整治活动，认真查找医院管理中存在的问题，积极进行整改，确保制度执行到位，保证临床医疗的安全。

陕西省相关部门启动了事件处理紧急预案，预案中提出一旦事件发酵，引起严重社会影响的后果时，可根据情况暂时停止西安凤城医院的临床手术。如果此项处理付诸实施，实际上就是让西安凤城医院暂停营业。紧接着，凤城医院向社会公开道歉，医院道歉内容主要有：讲述了手术室自拍的经过，批评了相关人员，公开承认医院管理松懈，规章制度未落实到位，职业道德教育和职业道德建设不完善，医务人员对本职工作缺乏责任心、爱岗敬业精神差，并对相关责任人作出了严肃处理的处分。

社会舆论是医院经营的晴雨表，"手术室自拍事件"给医院经营带来了巨大影响，该院门诊就诊患者急剧减少，住院患者数量明显下降，手术量下降 30%。全院人员忐忑不安，虽然还没有出现员工离职潮，但有的员工认为这个医院已经没有前途了而选择了离开，有的则处于观望状态，一些老主任不禁为医院的未来捏一把汗，整个医院一度出现人心浮动的局面，后来医院的业绩也开始下滑。投资人寝食难安，有一种如临深渊、如履薄冰的感觉，只求尽快渡过这场风波。

二、柳暗花明，峰回路转

西安凤城医院手外科的主任郑晓菊既是自拍事件的参与者，又是照片的主角。她做完手术后，脱下口罩喝了口水，此时其他医生护士也已摆好姿势，等着郑主任一起拍照，郑主任就位后，就完成了这次引起大风波的拍摄。这位从医30多年的手外科的专家，对这次事件从始至终都认为自己没有什么过错，各大媒体采访她时，她也总是如此阐述自己的观点。

"手术室自拍事件"不仅被各网站和地方媒体广泛报道，也引起了中央主流媒体的重视，中央电视台对此也做了专题报道。正当各网站和媒体大肆宣扬西安凤城医院"手术室自拍事件"时，有一个人对事件保持着清醒的认识，这个人就是新华社高级记者王乐文，他认为此次事件的关键是患者知不知道、同意不同意。

王乐文记者很快赶往铜川市耀州区小丘镇的凉泉村，专门采访了患者白文海。白文海告诉记者，"我的伤情很严重，去过几家医院，有的不愿意收治，有的医院说要截肢，无奈之下，我们来到了西安凤城医院。医生很辛苦，做了七个多小时的手术，手术非常成功，他们拍照，我知道，也是我同意的"。白文海对网络不太懂，但他很疑惑，手术从上午十点进行到下午五点多，医务人员那么辛苦，为什么网上还要批评他们呢？

这位记者采访完患者当事人，又紧接着采访了手外科主任郑小菊和部分手外科医生。医生们说，他们成功避免了患者截肢，外形也处理得很漂亮，所有的医生都很高兴，就像赢得了一场艰苦的战斗一样。主刀的郑小菊主任松了口气，脱了口罩，准备离开手术室歇一歇，此时她已经连续工作了七个多小时，手术很成功，而且这个手术室明天就要搬迁了，拍张照片做个纪念是一种真实情感的流露，于是有同事便提议拍照留念。郑主任说，她在这个手术室站了九年，哪能没有一点感情呢，于是便有了这几张照片。

王乐文将采访的内容，写了题为《手术室自拍引发的风波——来自患者和医生的声音》，于 2014 年 12 月 24 日发表在人民网上，客观公正地报道了"手术室自拍事件"。紧接着，中央电视台著名节目主持人白岩松在《新闻 1 + 1》中也客观公正地报道了"手术室自拍事件"。由于人民网、中央电视台的强大导向作用，全国各大主流媒体和网站又纷纷发表了同情医生的报道，至此，"手术室自拍事件"的舆论导向完全反转了过来。

"手术室自拍事件"先是将西安凤城医院推到了风口浪尖，然后很快就出现了峰回路转，从负面新闻转变成了正面报道，整个舆论界将西安凤城医院火爆地炒了一把，西安凤城医院也由一个名不见经传的民营医院，一夜之间变成了家喻户晓的热点医院。我们无法评估舆论的力量，一个反面报道，可以快速让一个企业坍塌，一个正面报道，也可以快速帮助一所医院成名。正如某营销专家评估，在这个事件上，西安凤城医院就是拿出几千万元来做广告，也达不到这个效果，真是"有心栽花花不开，无心插柳柳成荫"。当然，这也告诫我们，只有先做好自己，才有可能反败为胜。

"手术室自拍事件"的舆论风波在短时间内极大地提高了西安凤城医院的知名度，恰逢医院 22 层新大楼投入使用，具有规模效应，医院的经营很快就得到了快速发展，并取得了骄人的业绩，创造了靓丽数据。2014 年至 2017 年该院发展的主要数据如图 1、图 2 所示。

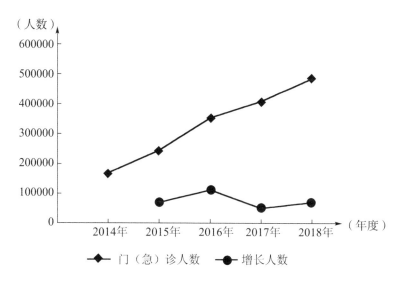

图 1　门（急）诊人数同比增加明显

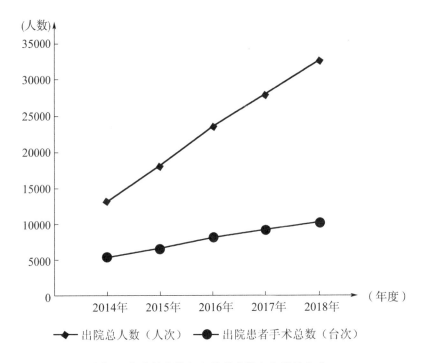

图2　出院总人数与患者手术数也有明显上升

在大医院林立的西安市，西安凤城医院的手术数量进入西安市医院的前十名，排名在第九位，这也说明西安凤城医院在"手术室自拍事件"后，吸取了"手术室自拍事件"的经验教训，强化了内部管理，以国家医疗体制改革为契机，把"调布局、增总量、抓内涵、促质量"作为医院发展的基本方针，积极实施"质量建院、科技兴院、人才强院"的发展战略。狠抓学科建设，以重点学科建设为突破口，加强学科融合与重组。手足显微外科经历多年的发展后，成了西安市的优势学科。同时，西安凤城医院在郑晓菊主任的主持下，先后申请并获得了《小腿远端严重损伤伴环形组织缺损的临床研究》等四项陕西省和西安市的课题。

西安凤城医院经过自身的努力，也获得了社会的广泛赞誉和诸多殊荣。其中，手足显微外科被西安市卫生局、西安市科技局确定为西安市医学优势专科，该科开展的《第二足趾改形拇手指再造的临床研究》项目荣获西安科学技术二等奖、陕西省科学技术三等奖；《小腿远端严重损伤伴环形组织缺损的临床研究》《手功能康复的临床研究》等多个项目获省、市、区级科研立项。手足显微外科曾多次参加亚太地区和世界"显微修复重建"大会。该院还被国家卫生和计划生育委员会、联合国儿童基金会、世界卫生组织评为"爱婴医院";被中华医学会显微外科学分会评为"显微外科临床基地";被中共西安经济技术开发区工作委员会、西安经济技术开发区管理委员会评为"文明单位";被中国医院协会民营医院管理分会评为"2017年全国诚信民营医院";该院的手足显微外科连续十年被西安市卫生局、西安市科技局评为"西安市医学优势专科"。

拓展案例

扔进粪坑的断腿接活了

2012年4月6日下午4时37分,一辆丰田小汽车将何棣(化名)送到汕头市海旁路的海军医院治断腿,接诊的手足显微外科主任张伟问:"你的断腿呢?"何棣说:"能接吗?"张回道:"当然能接。"过了约一个小时,何棣的家人将断腿送来了,张主任检查后发现是刀砍伤,伤口整齐,并诊断为左下肢完全离断伤。

伤情就是命令,张主任的团队立即将患者送往手术室,紧急开展了"左下肢离断再植术"。他们先将离断的胫腓骨用钢板固定,一块块肌肉接上了,一条条肌腱接上了,一条条血管接上了,经过六个多小时紧张而又艰苦的战斗,何棣离断的左下肢小腿接上了,再植手术非常成功。

那么何棣的小腿是怎么被砍断了的呢?故事是这样的。

广东汕头一带生产假烟盛行,他们主要生产中华牌香烟,并购买了全套制烟设备,请来上海中华香烟厂家退休师傅来做调料,所生产的中华牌香烟与上海生产的中华香烟没什么两样。他们的营销做得有技巧,用船将香烟在海上兜一圈,再返回深圳、广州等地,便说是出口转内销,生意做得风生水起。这件事引起了政府有关部门的关注,相关部门开始着手调查。

据说,何棣有一个远房叔父叫何凯根(化名),究竟有多远谁也不知道，其为人比较正派，敢说公道话，又是长辈，在村里颇有威信。他知道何棣做假烟的情况后，找到远房的侄子，叫他赶紧收手，不要做这些违法事。可当时何棣赚得盆满钵满，口袋有钱，意气风发，得意忘形，不仅不听叔父的话，还把叔父讥讽嘲笑了一番。一气之下，叔父就将何棣生产假烟的事告诉了相关部门，相关部门突击检查，没收了何棣生产假烟的全部设备，并处以100万元的罚款，街道党工委撤销了何棣村治保主任的职务。既断了财路，又被罢了官，何棣恼羞成怒，伙同造假烟的同伴，将远房的叔父何凯根狠狠地揍了一顿，何凯根在家里躺了半个月。

何凯根被打一事，被在武警部队服役的儿子何健（化名）知道了，他写信给当地的相关部门，要求公正处理。但何健的这一请求并没有得到重视，这让何健非常生气，于是他决定自己处理。

三个月后，何健退役回到了家乡。起初何健不动声色，做了一番准备之后，于2012年4月6日中午，在当地最好的饭店请何棣吃饭。何棣受宠若惊，心想：我打了他父亲，他反而请我吃饭，是不是黄鼠狼给鸡拜年，不安好心呢？他叫了几个兄弟，吩咐他们，如果我有什么不测，你们赶快冲进来救我。一切安排好以后，何棣就走进了何健订的厅房。没想到何健非常客气，因何健小，故何健称何棣为棣哥，那棣哥叫得非常亲热，还用上等的好菜招待棣哥。这个时候，外面的朋友打来电话，问情况怎样，何棣回答说，很好，我正在和我弟弟吃饭，你们回去吧。大家以为没事，也就离开了。

兄弟俩酒过三巡，天南地北吹了一阵后，何健突然往桌子一拍，说道："我们之间应该有个了断，我要你一条腿或一只胳膊，你自己选择吧。"何棣知道这一天终究是逃不过的。就这样，何棣失去了他的腿。何健将何棣的小腿往挎包一塞，扬长而去。

当医院来要离断的小腿时，何健说扔进村头的粪坑了。

何棣一家去到村头粪坑果然看到了断腿，粪坑里的粪便有一层粪皮，断腿连着鞋子一起竖立在粪皮上，断腿才没有沉下去，这为再植手术提供了条件，如果断腿沉下去了，污染严重，再植成活的机会就很小。

经过一个多月的精心治疗，何棣断腿再植成活，虽然比正常的腿短了两厘米，但穿上垫高的鞋垫，何棣依然可以健步如飞，而何健则因故意伤害罪被判了六年。

这个故事虽然没有见诸媒体，但汕头海军医院手足显微外科将扔进粪坑里的断腿接活了这一件事，在汕头一带被广为传播，一时间海军医院声名远扬、家喻户晓。汕头海军医院手足显微外科是原广州海军医院退下来的院长夏子金一手创办的，经过近十年的运作，该院在粤东地区创造了多项第一，第一例十指离断再植成活、第一例一岁半小孩三指离断再植成活、第一例左下肢离断再植成活。十年间该院进行各种离断手术共21000例，在粤东地区数量居第一。汕头海军医院手足显微外科在粤东有着良好的口碑，夏子金和合作伙伴王保山决定，将手足显微外科从汕头海军医院中剥离出来，新建一所以手足显微外科为主要特色的骨科医院，夏子金占78%的股权。他们投资1.5亿元，经过两年筹建，一所设施设备一流、骨科技术一流、管理服务一流的现代化骨科医院——汕头新圣创伤骨科医院于2014年7月18日正式开业。

新圣医院经过四年多的运作，目前形势喜人，在广东骨科类医院中名列前茅。2018年，夏子金等再次投资2000万元，购置天玑骨科手术机器人全套系统，他们满怀信心地向精准医疗、智慧医院迈进。带着患者的殷切期盼，带着投资人拳拳报效的桑梓之心，沐浴着夏日灿烂的阳光，新圣医院已经扬帆起航。

可以说，一个广为传播的故事，成就了一所知名医院。

政策分析篇

ZHENGCEFENXIPIAN

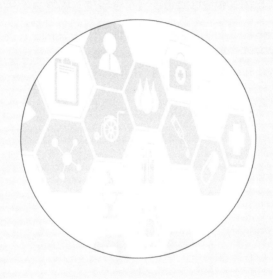

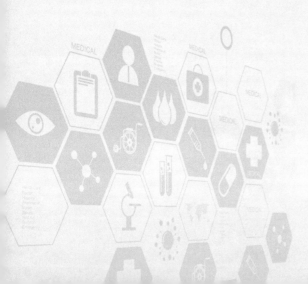

第十二章
与公立医院并肩同行，
民营与公立的区别

在改革开放不断深化的进程中，中国民营医院行业获得了蓬勃发展。民营医院与公立医院已经成为中国医院行业中的两大阵营，二者各有优劣，共同进取，那么民营医院与公立医院有什么区别呢?

第一，投资主体不同。

这也是两者之间的本质区别，公立医院包括政府主办的省、市、县级政府医院，大学医院，企业医院等，这些医院是由政府或国企投资的;民营医院即社会办医，包括私人医院、外资医院、社会财团医院等，这些医院是由自然人（私人）、外资和社会财团投资的。

第二，产权制度不同。

法人治理结构的不尽合理和产权制度不太明晰的两大问题，一直困扰着公立医院的长足发展。医院产权的所有者和经营者与医院资产的增值与保质没有直接的利害关系，仅靠行政命令、管理者的职业道德和事业心来维系医院的增值与保质，这成为公立医院发展和经营管理的规范化、市场化的根源。

而民营医院是以产权、独资、合资等形式组成的，有着清晰的产权结构和法人结构，医院产权的所有者与医院资产增值与保质有着直接的利害关系，同时也要求经营管理者必须确保医院资产的增值与保质，这就成了民营医院发展与经营管理的规范化和市场化的原动力，也是民营医院有着顽强生命力根本原因。

第三，经营机制不同。

公立医院有着半个世纪的经营发展历程，从过去到现在都是我国医疗事业和医疗服务的主体，在管理上有着丰富的经验，也具有技术、规模、品牌等优势。

但由于公立医院的法人结构不合理、产权制度不明晰、政府行政部门对医院干预过多等因素，医院的自主权难以落实，管理体制过于僵化，管理者和职工都抱着"铁饭碗"，从而导致市场意识和危机意识淡薄，各服务环节过于烦琐，无法方便患者，只能坐等患者上门等就医现象普遍存在，医德医风问题成了社会和政府关注的焦点。

民营医院虽尚处于初级发展阶段，势单力薄，社会影响小，但医院市场意识和危机意识非常强，经营机制和经营手段灵活，受行政干预少，自主性强，能够紧紧围绕社会需求和患者需求，调整自己的战略方向和经营方式，千方百计地满足社会和患者的需求。民营医院是在夹缝中求生存的。

第四，经营规模不同。

在一个城市、一个地区中，规模最大的医院大多是公立医院，这些公立医院虽然凭借着较大的规模和实力，抢占了大部分市场份额，但是受到管理体制和区域的限制，它们往往只能在当地发展，现行医院改革中所发生的兼并重组也只能在当地进行。政府管理部门和医院不会在管辖区域以外设立分院，走市场化经营道路占领外地的医疗市场对公立医院而言，几乎不太可能。医疗服务的区域限制了公立医院的发展，公立医院的大而全很难在细分市场上做细做精。

民营医院建设初期规模较小，很难与公立医院进行全面的抗衡和竞争，也正因如此，民营医院才得以生存，因为在我国，民营医院的定位就是公立医院的有益补充。民营医院有较好的经营机制和较强的市场意识，能够做细做精一些细分市场，并迅速向区域外发展，在全国各地形成连锁医院集团，从而做大规模、做强品牌。一些民营医院，经过若干年的苦心经营，逐步发展壮大，也逐步上规模、上档次，成为行业中的翘楚。他们盖高楼，拥有 CT、核磁共振、大型 C 型臂 X 光机、加速器等先进仪器，床位数也有达到 1000 张以上的。尤其是一些大财团办的民营医院，因为资本雄厚，一开始就可以做到起点高、规模大，如东莞的东华医院、康华医院等。

第五，医学人才技术资源差别很大。

公立医院在长期发展的过程中，培养和造就了一大批高素质人才，其拥有的人才数量和质量都是民营医院所不能比拟的，在技术资源上拥有绝对的优势，但是由于体制原因，部分职工抱着"铁饭碗"心态，以及缺乏有效的人才激励机制，人才成长环境比较僵化。许多公立医院在人才上都存在着深层次问题。

与公立医院不同，民营医院的管理者都有一个共同的困惑，那就是人才问题。人才是民营医院发展的瓶颈。在人才与技术资源上，民营医院存在着明显的劣势。民营医院建成后，需经过政府相关部门检查验收合格后才能营业。对于民营医院而言，其中最大的难关就是医务人员以及学科带头人要有相应的资格证，而刚建起来的医院很难招收几百号有资格证的人员，但不具备人才资格证，医院验收就过不了关，政府就不同意开业，故不少民营医院建成后，各方面条件都具备，唯独人员资质不齐。民营医院招收大学生也比较困难，别说招博硕士人才，就连本科生都很难招到，最终也只能选择大专生。民营医院的学科带头人一般是一些公立医院的退休人员，下级一般是一些年轻的医学毕业生，往往很难形成三级（主任医师、主治医师、住院医师）诊疗模式，只能开展两级（主任医师、住院医师）诊疗，缺乏中间主治医师的环节。虽然民营医院在人才问题上处于困境，但通过良好的发展前景、合理的薪酬制度和市场化的运作方式，也能吸引和引进一批人才，同时因其良好的经营机制，有力地保障着人才进出口通道的畅通，不断优化人才队伍，使医院和人才共同发展。

第六，医院发展中的资本运营不同。

医院既是技术密集型产业，也是资本密集型产业。医院是为群众服务的场所，其选址要求人口密集、交通便利，这就使得医疗用房、基础设施的费用较高。医疗用房的一些特殊装修，如超静化手术室，防辐射的设备、重症监护病房、检验室，以及科技含量高的大中型设备等也都非常昂贵。所以建设一所医院少则三五个亿，多则十亿以上，如博鳌恒大国际医院号称投资五十亿建成。另外，招聘人才的费用也很高昂。

公立医院在长期的发展过程中有了较为厚实的积累，医疗用房的建设和设备的添置是渐进式的。公立医院的优势是其基础设施、医疗设备等固定资产规模很大，一般能得到国家资金的支持，在建设初期时基本已经定型，后期建设和发展的资金需求量并不大；其劣势是由于法人结构不合理和产权制度不清晰，公立医院一般无法在银行获得贷款，也不允许上市，所以在融资上有点难，在资本的运作上有一定困难。

民营医院在建设初期资金是其瓶颈，但因民营医院不必与公立医院展开全面的竞争，只需一步一个脚印地在市场上精耕细作，待发展到一定档次和规模，医院经营走上正轨后，即可向银行贷款或上市发行股票，从而迅速获得发展和壮大，许多民营医院走的就是这条道路。如爱尔眼科就是上市公司，上市发行股票后，爱尔眼科得到快速发展，全国各地已经有数十家医院，现市值达到70亿人民币。由于产权制度清晰，民营医院在资本运作上比公立医院有明显的优势。

第七，营销方式不同。

公立医院凭借规模、技术、人才和长时间的历史形成的品牌、市民就医习惯、政府医院的公信力等优势，全方位吸引着患者，占据着当地医疗服务市场的大部分份额。医院的发展成就、新业务、新技术，很容易得到各种报刊、电视等媒体的关注和宣传报道，医院本身无须开展营销活动。

民营医院则不同，它没有公立医院上述的各种优势。尤其是对于刚建立的民营医院来说，消费者并不知道其医疗服务项目和专科技术特色，对医院的技术水准和服务质量半信半疑，所以民营医院就必须要把医院以及其专科技术推广出去，让更多的人知道，这就形成了民营医院的营销制度。民营医院的各种营销手段就是人们常说的市场化运作，是医院经营的重要组成部分，虽然民营医院在品牌、规模、技术上处于劣势，但其战略定位在细分市场，营销战略重点突出，营销机制和手段灵活多变，营销人才招聘和管理方便灵活，市场开发和消费者跟踪管理优势明显，营销广告宣传也往往卓有成效。营销是民营医院赖以生存和发展的重要手段。

第八，营利性和非营利性的区别。

非营利性医院是公立医院的代名词，何谓非营利性，就是严格执行国家和各地各级政府规定的收费标准，医院所得收入不需交税，医院利润用于医院自身的建设和发展。

营利性医院是民营医院的代名词。何谓营利性，就是医院不受政府规定的收费标准的限制，可以自主定价，自主收费，但自主收费标准必须上报物价局备案，也要照章纳税。起初政府规定民营医院按照普通工商企业标准纳税，既要交营业税，又要交所得税。后来民营医院难以为继，社会反映强烈，税务部门才减免了营业税，只收所得税，即有利润才交税，没有利润不交税。也有少数民营医院是非营利性医院，一些企业职工医院可能既接受了民营性质的改制，同时又保留了原来非营利性医院性质。政府鼓励民营医院申报非营利性医院，但原则上几乎所有的民营医院都被定性为营利性医院。

实际上民营医院收费普遍低于公立医院（莆田系除外），因为民营医院本来患者就不多，如果再将收费标准提高，无异于杀鸡取卵。所以相当一部分的民营医院会用低收费策略来取悦患者，他们非常认真地执行政府规定的收费标准，不敢越雷池半步。

尽管如此，民营医院仍然选择营利性医院，这是因为，如果医院营利就可以分红，而非营利性医院即便是产生了利润也不能分红。营利性医院还有一个优势，即满足条件的医院可以申请上市，非营利性医院则上不了市，而且营利性医院的融资问题比较好解决。

第十三章
国家为什么鼓励支持
社会办医

我国开放医疗市场的政策是循序渐进的。

1994 年，国务院第 149 号令发布了《医疗机构管理条例》，该条例第四条规定："国家扶持医疗机构的发展，鼓励多种形式兴办医疗机构。"这份文件出台后，全国各地兴办起了各种医疗机构，从诊所到门诊部、专科门诊部。2000 年前后是兴办医院的热潮，但这段时间开办医院的准入要求比较高，不设床位或 100 张床位以下的由县级政府卫生局批准，床位在 100 张以上的则由省卫生厅批准。

2009 年 3 月 17 日，中共中央、国务院颁布了《中共中央国务院关于深化医疗卫生体制改革意见》（以下简称《意见》），这就是著名的"新医改"。该《意见》第十条规定建立由政府主导的多元卫生投入机制，并明确提出"鼓励和引导社会资本发展医疗卫生事业，积极促进民营卫生医疗发展，形成投资主体多元化，投资方式多样化的办医体制。"同时，该《意见》还明确了社会、政府、个人投资的责任，积极引导社会资本以多种方式参与包括国有企业所办医院在内的部分公立医院改制重组，形成民营医院与公立医院相互促进、共同发展的格局。这次改革，第一次提出鼓励和支持社会资本进入医疗行业，确立了未来多元化的办医格局。

2010 年 10 月 16 日，国务院转发发改委、卫生部、财务部、商务部、人力资源社会保障部等五部委《关于进一步鼓励和引导社会资本举办医疗机构的意见》，这份文件实际上是对"医改"提出的鼓励社会资本办医的补充，对社会资本办医做出了进一步的政策规定，如放宽社会资本办医的准入范围，进一步改善社会资本举办医疗机构的执业环境，提出了促进民营医疗机构持续健康发展的基本条件，再一次表明了国家对鼓励和引导社会资本进入医疗行业，开创多元化办医格局的决心。

2015年3月6日，国务院颁发了《全国医疗卫生服务体系规划纲要（2015—2020年）》，明确指出社会办医是医疗卫生服务体系不可或缺的重要组成部分，是满足人民群众多层次、多元化的医疗服务需求有效途径。社会办医可以提供基本医疗服务，与公立医院形成有序竞争，可以提供高端的服务，满足非基本医疗需求，可以提供康复、老年护理等紧缺服务，对公立医院形成补充。该规划的目标是到2020年，社会办医疗卫生机构每千常住人口床位数不低于1.5张床位，为社会办医预留空间，放宽举办主体的要求，引导社会办医向高水平、规模化方向发展。

2017年5月16日，国务院颁发《关于支持社会力量提供多层次多样化医疗服务的意见》。这份文件紧紧围绕推进健康中国建设，坚持以人民为中心的发展思想，以提高全民健康素质为出发点和落脚点，利用全社会的资源补齐医疗事业发展的短板，鼓励社会资本发展全科医疗服务；加快发展专业化服务；全面发展中医药服务；有序发展前沿医疗服务；积极发展个体化就医服务；推动发展多业态融合服务；探索发展特色健康服务产业集聚区。

近十年来，国家连续下发了10多份文件，出台了一系列方针政策鼓励、支持社会办医，全面系统阐述社会办医的重要性，强化社会办医各项支持政策，决心建设多层次、多元化办医格局。在政府的主导下，大量社会资本进入医疗行业，全国各地积极兴办各类医院，如医养结合医院、看护医院、康复医院等，社会办医有了生动的局面。

那么国家为什么要鼓励和支持社会办医呢？

第一，社会资本办医解决了国家对医疗事业的投入不足。

国家对医疗事业的投入包含两个方面，一是支付投入，包括国家公务员的公费医疗，社会保险中的医疗保险、农村合作医疗等政府承担的部分，国家每年都要为此投入大量资金。二是对建设医院和其他基础医疗设施的投入，如果这部分本由国家投入的资金改由社会资本投入，国家和地方各级政府就可以节省大量资金，从而专心致志地做好支付投入，逐步改善患者报销比例。许多省市都提出要提高大病医保报销比例，原因就是在此。

社会资本还要加强对基层医疗机构的投入，提高和改善基层医疗机构的医疗条件，包括二级以下的医院和门诊部等，再通过政策的引导，把病情较轻的患者引向基层医疗机构。大部分人都喜欢到大医院看病，无论是大病还是小病都涌向大医院，这就造成了大医院门庭若市、人满为患，而基层医院却冷冷清清的状况。实际上，基层医疗机构更能贴近群众，群众看病快捷高效，看病费用低廉。但无论基层医疗机构还是三甲医院，最终还是需要政府投入，把轻病、小病、常见病、多发病的患者引导到基层，这无疑会给政府节省下大量的经费。也就是说，国家投入是偏向医保的，在此基础上我们可以猜测，医疗机构的投资未来的趋势将更多地依靠社会资本。

第二，多层次、多元化的办医格局，除了可以解决基本医疗需求外，还可以满足非基本医疗需求。

恒大集团与美国波士顿布莱根妇女医院合作，在海南琼海市设立了博鳌恒大国际医院。布莱根妇女医院有着150年的历史，连续十余年入选美国十佳医院，是全球获诺贝尔奖最多的医院，在癌症治疗领域处于世界领先水平。博鳌恒大国际医院通过引入国际前沿的技术、设备以及诊疗手段，并将其实现本土化，填补了国内高端领域的市场空白。

如人类乳头瘤病毒是一种常见于已婚女性的病毒感染，被这种病毒感染的患者患宫颈癌的概率很高。博鳌恒大国际医院引进了抗人类乳头瘤病毒疫苗和乳腺癌疫苗，在海南向全国女性招手，在海南旅游的同时注射这两种疫苗已经成为女性中的时髦。这是公立医院目前无法做到的，同时这也体现了多层次、多元化的办医特征，博鳌恒大国际医院成功地满足了高端的、非基本的、特殊医疗需求。

除了博鳌恒大国际医院之外，全国还办起了医养结合医院、看护护理医院、康复医院、健康管理中心、抗衰老中心、月子中心等机构，满足了不同人群、不同层次的医疗需求，展示了医疗服务的多样性。

第三，社会办医是对公立医院的一种积极补充。

这个补充包括两个方面，一是补充医疗资源的不足。比如某城市要发展一个新区，那里要规划建一所医院，社会资本在这里建一所医院，使新区的群众能够方便地看病就医，不用奔波到老城区看病，解决了新区群众看病的问题。社会资本还在基层社区办了大量的诊所，这也在一定程度上解决了基层社区群众看病难的问题。

二是有一部分民营医疗机构收费低廉，可满足不同层次患者的看病需求。例如，西安凤城医院建设规模接近 8 万平方米，加上该院拥有一支较强的医疗队伍，完全能达到三级医院的规模和水平，但是该院参加医院评审获得二级甲等医院，他们就按照二级医院的收费标准收费，但患者享受的却是三级医院的医疗条件和技术水平。如果按三级医院的收费标准，该医院一年可多收约一个多亿元，相当于该院每年向人民群众让利了一个多亿元。

许多民营医院和医疗机构采用低廉收费的策略，无形中为百姓减轻了负担，为解决群众看病难、看病贵等民生问题做了积极贡献。

第四，公立医院和民营医院开展有序竞争，推动着医疗卫生事业发展。

20 世纪 90 年代初期，我国改革开放形势如日中天。当时台湾陈嘉庚医院准备投入巨资在北京建立长庚医院，却遭到了百般阻挠，相关人士给出的理由是扰乱医疗市场，实际上可能是怕失去公立医院的主导地位。

实践证明，这种担忧是多余的。即便民营医院在不断发展，但公立医院在竞争中仍处于优势地位，具体表现在强大的人才队伍、家喻户晓的口碑品牌、成熟的专科建设等多个方面，如西安市确定的数十家重点专科中，超过七成在公立医院，民营医院很难有实力争取得到。长期积累的口碑和品牌，使得老百姓对公立医院深信不疑，这是民营医院无法撼动的。

当然，民营医院的发展也在强烈冲击着公立医院的经营理念和管理意识，公立医院根据形势的发展也在不断求变，如改善服务态度、改善和精细化管理医疗质量、摒弃官僚作风、不断引领前沿技术，这也使得公立医院在竞争中更加发扬光大。

就这样，在国家政策的引导下，一个公立医院和民营医院的有序竞争、蓬勃发展的良好局面在中国的大地上蔚然成风。以公立医院为主体、民营医院为补充，公立医院和民营医院两个车轮，正在有效地推动着中国医疗卫生事业的发展。

然而，正当大家期盼着社会办医迎来新的发展机遇的时候，反对的声音也不绝于耳。反对社会办医有两种类型，一类是坚决反对，另一类是半推半就。

他们反对的理由形形色色，五花八门，有些理由还非常奇葩，诸如"医疗卫生事业人命关天，所以不能交给社会资本，必须由政府亲自举办。""医疗服务具有公益性，不能交给社会资本来办，应由政府举办。""医疗服务是良心活，监管难度大，所以必须由政府举办。""医疗服务是重要的民生服务，应当确保人人享有公平的医疗服务，所以应该交给政府来办。""医疗服务具有供给诱导需求，如果放手让社会资本来办，那么必然会导致医疗卫生事业费用的增加，加剧看病贵的问题。"等。

社会办医是改革开放中的新生事物，一个新生事物的出现，必然会引来不同的声音。最多的反对声音来自业界那些既得利益者，他们害怕社会办医会打破公立医院的垄断地位，影响他们长期以来享有的利益，于是他们跳得最高，也叫得最响。但历史的车轮又岂可阻挡？

不可否认，社会办医可能出现过这样或那样的问题，但也有过许多成功的经验。总体来说，方向是对的。我国改革开放的历史其实就是一部市场化的历史，社会办医就是医疗市场化，而社会办医的成功经验，可以轻而易举地击碎那些奇葩理由，社会办医的潮流已经势不可挡。

习近平总书记在纪念改革开放40周年的讲话中再次重申，改革开放只有进行时，改革开放永远在路上，中国改革开放的大门只会越开越大，改革开放是永远的主旋律。这无疑是给社会办医莫大的鼓励，相信在未来发展的道路上，中国民营医院会越办越多，越办越好！

第十四章

"新医改"对民营医院的影响

自 1978 年中国改革开放以来，国家对医疗领域的改革从未停止，因为这是一项涉及国民身心健康的基础性民生事业，事关社会主义的优越性，是执政为民的重要体现。而"新医改"，是指中国的医疗改革自 2009 年进入新阶段。这一阶段以 2009 年 3 月 17 日中共中央、国务院颁布《中共中央国务院关于深化医药卫生体制改革的意见》为主要标志，中国的医疗改革进入全新的阶段。

本章所述内容的时间节点，就是从 2009 年这一新阶段开始至今，并以 2016 年 10 月 25 日中央颁布《"健康中国 2030"规划纲要》、党的十九大之后对医疗改革提出的新要求为主要脉络，全面解析"新医改"对民营医院的机遇与挑战。

一、"新医改"十年磨剑都改革了什么？

被视为"新医改"起点的重要文件《中共中央国务院关于深化医药卫生体制改革的意见》（以下简称《意见》）至 2019 年已经实施了 10 年。当年的"新医改"方案提出的重点改革目标，如今实现得怎样？又有哪些地方需要与时俱进发生新变化的呢？笔者在此进行了简要的梳理。

纵观全文，该《意见》共计 1.3 万余字，分六大部分，包括：充分认识深化医药卫生体制改革的重要性、紧迫性和艰巨性；深化医药卫生体制改革的指导思想、基本原则和总体目标；完善医药卫生四大体系，建立覆盖城乡居民的基本医疗卫生制度；完善体制机制，保障医药卫生体系有效规范运转；着力抓好五项重点改革，力争近期取得明显成效；积极稳妥推进医药卫生体制改革。

"新医改"当年设定的近期目标是有效减轻居民就医费用负担，切实缓解看病难、看病贵问题，长期目标是建立健全覆盖城乡居民的基本医疗卫生制度，为群众提供安全、有效、方便、价廉的医疗卫生服务。

2015 年到 2020 年是中央部署全面建设小康社会的关键时期，与深化医药卫生体制改革的关键期相重叠，这期间，中央多次提出要加快医药卫生事业发展，让人民共享改革发展成果，将医疗卫生列为能让广大人民群众普惠的改革任务。然而，深化医药卫生体制改革是一项涉及面广、难度大的社会工程。改革任务复杂艰巨，注定了其必然是一个渐进的过程，需要在明确方向和框架的基础上，经过长期的探索，不断打破固有利益与模式，才能逐步建立符合中国国情与实际需要相统一的医药卫生体制。

当年的改革基本路线图是这样设计的：2009—2012 年确定三年改革中的五项重点。

第一项重点是实现全民医保。

目标是在 3 年内使城镇职工和居民基本医疗保险及新型农村合作医疗参保率提高到 90% 以上。2010 年，实现对城镇居民医保和新农合的补助标准提高到每人每年 120 元，并适当提高个人缴费标准，提高报销比例和支付限额。从今天来看，这一目标已经基本实现。

第二项改革目标是初步建立国家基本药物制度。

目标是建立科学合理的基本药物目录遴选调整管理机制和供应保障体系，将基本药物全部纳入医保药品报销目录。这一点从目前来看，也基本实现，截止到 2018 年初，已经有超过两千种基本药物纳入医保，而且各地政府还制订了计划，每年还要增加一部分，让广大群众对医疗改革的获得感增强。

第三项改革是健全基层医疗服务体系。

从 2009 年开始，逐步在全国建立统一的居民健康档案，增加公共卫生服务项目，提高经费标准，充分发挥中医药作用。原国家卫生计生委基层卫生司高光明副司长在 2017 年 7 月举行的新闻发布会上表示，截至 2015 年底，全国居民电子健康档案建档率达 76.4%。但由于人员的跨区域流动，这份档案是否能同步流动并且不影响医保的结算，至今仍待实现；由于各地医保标准并不统一，跨区域统筹医保报销确有难度；增加公共卫生服务项目，提高经费标准也不尽如人意，从目前的情况来看，这些方面的改革仍在积极探索之中。

第四项改革是促进基本公共卫生服务均等化。

当时的政策目标是实现基本公共卫生服务的人均经费标准在 2010 年不低于 15 元，2011 年不低于 20 元。原国家卫计委在 2018 年全国卫生计生财务工作会议上曾通报，2017 年全国财政医疗卫生计生预算安排支出为 14600 亿元；2018 年，国家提出要进一步提高新农合和基本公共卫生服务补助标准，即在 2017 年基础上再分别增加 40 元和 5 元，也就是说 2018 年的标准是 50 元。

截至 2017 年底，中国的基本公共卫生服务项目主要由全国 71 万多家基层卫生机构，包括社区卫生服务机构、乡镇卫生院和村卫生站提供。其服务内容主要包括：建立居民健康档案，健康教育，预防接种，0 ～ 6 岁儿童健康管理，孕产妇健康管理，65 岁及以上老年人健康管理，为高血压、糖尿病、严重精神障碍以及肺结核患者提供随访和用药指导服务，突发公共卫生事件报告和处理，中医药健康管理服务项目，结核病患者健康管理服务项目等。

第五项改革重点是推进公立医院改革试点。

公立医院改革试点从 2010 年开始，2011 年逐步推开，改革公立医院的管理体制和运行、监管机制，提高公立医疗机构服务水平，推进公立医院补偿机制改革，加快形成多元化办医格局。以广东省为例，公立医院中实施院长负责制度和年薪制，不再与医院的效益挂钩，彻底抛弃以药养医。这一项改革直至 2018 年才全面启动。

综上所述，"新医改"实施 10 年来有所突破，但在关键核心领域仍然进展缓慢。这些触及公立医院利益变局的改革，一旦打破，对民营医院来说，肯定是利好的。而若打破不了，民营医院仍然在市场竞争中处于天然的劣势，无法全方位参与竞争。这也正是社会公众尤其是民营资本对"新医改"后面如何推进极其关心的原因了。

二、磨剑十年再出鞘，未来改革标风向

医改是世界性难题，是一项重大民生工程。新一轮医改的启动，特别是党的十八大以来，国家将人民健康放在优先发展的战略地位，坚持保基本、强基层、建机制的基本原则，坚持统筹推进、突出重点、循序渐进的基本路径，全面推进医改向纵深发展，逐步探索破解医改这道世界性难题的"中国方案"。

新一轮医改中，国家对民生领域的改革力度有所加大。2016 年 10 月，中央出台了《"健康中国 2030"规划纲要》，再次将"新医改"推上前台，尤其是党的十九大之后，医疗改革更是进入了政策落实的密集期，各地都在加紧推进医疗改革，落实要让全民享受改革成果红利的承诺。2018 年 3 月 5 日的十三届全国人大一次会议上，国务院总理李克强在《政府工作报告》中多次提及医药产业领域，包括三医联动、公立医院综合改革、药械审批制度改革、药品监管体制改革等。

我们总结来看，以 2018 年为新起点，下一阶段的医疗改革的政策风向标主要从以下八大方面推进。

一是卫生总费用占 GDP 的比重会继续增长。

过去讲医疗费用增长，更多地是指公立医疗机构的卫生总费用，因为公立医疗机构是卫生事业的主力，所以占据了卫生总费用的大部分。但这

几年，随着国家政策的鼓励，民营医院的数量从 2016 年起开始超过公立医院，现在谈卫生总费用在 GDP 中的占比，无疑要加进民营医疗机构在整个医疗卫生事业中的分量。民营医疗机构大多属于民营资本，比较灵活，这部分资本除了进入基本医疗、专科医疗外，还广泛涉足大健康产业，因此，今后国家在统计与观察医疗卫生事业的发展状况时，应该会加上健康产业这部分。

这两部分的统计口径应该是多大呢？在美国，健康产业对美国 GDP 的拉动作用在 2016 年已经达到了 19%，而中国在 2016 年底，则只有 6.2% 的水平。所以，中国发展卫生健康事业的空间巨大。如果以十年为一个节点，"新医改"的第二个十年，也许我们可以称之为"后新医改"时期，在这一时期，民营医疗机构将面临巨大的产业发展机会。

二是国家会持续严控医疗费用的不合理增长。

控制医疗费用的不合理增长这是一个国际性的话题，各国都在想办法解决，包括西方的许多发达国家也在想办法解决公民过分依赖医疗来保持健康的问题。要解决这个问题，一方面是要控制大处方、大检查这一块导致的不合理的费用增长，这个属于刚性的严控。另一方面，就是全民医疗费用的增速问题，简单点说，就是医疗福利的增长不能太快，如果增长太快，超出了 GDP 的当期发展水平、人均可支配收入的承受能力，那国家是支付不起的，而其他领域的发展也可能因此受损。

鼓励发展健康产业，鼓励老百姓做好保健预防工作，从治未病开始，这也是防止医疗费用过快增长的一种手段。但二者如何协同发展这是个值得我们研讨的问题，既要让民众相信治未病，又要让民众在患病后能够得到优越的治疗，这都是一个有效协同的难题，需要在下一步改革中探索出合理的解决方案。

三是鼓励非公医疗参与分级诊疗和医联体建设。

未来的医改，要把五项基本医疗卫生制度建设做起来，包括现代医院管理制度、医疗保障制度、药品供应保障制度、综合监管制度和分级诊疗制度。尤其是在分级诊疗制度建设当中，要加强顶层设计，一是医联体建设，二是家庭医生制度。这两个制度建设现在进展很快，尤其是医联体建设。

医联体建设目前多由公立医疗机构主导，在公立机构与国有机构之间进行，通过增加一些医保和价格的优惠政策，让内部运作可控。如何让民营医疗机构能加入到医联体建设中来，发挥市场主体的作用，这是今后改革中必须要考虑的一个重要方面。

目前民营医疗机构的阵营与力量越来越大，改革的声音越来越响亮。民营医疗机构参与医联体建设近年正在积极破局发展，国家也下发了相应的政策文件来推进这项工作。2015 年，国家卫计委发布了《关于落实完善公立医院药品集中采购工作指导意见的通知》（国卫药政发〔2015〕70 号文）；2016 年，国家卫计委公布了《国家卫生计生委关于控制公立医院规模过快扩张的紧急通知》的 32 号文，该文件要求，为进一步控制公立医院规模过快扩张，禁止公立医院举债新建医院或举债新购置大型医用设备。仔细观察这两份文件可以发现，国家政策从来没有说不允许民营医疗机构参与医联体建设，但也没有更明确地指导社会办医该如何参与医联体建设。业内分析认为，这其实是在等待更好的时机，创造更好的环境和条件，最终让民营医院机构融入到医疗体制改革中来。所以，民营医疗机构的管理者一定要有这个眼光，可以积极准备与大胆尝试。

四是更加注重发挥商业保险在 "新医改" 中的作用。

在过去，影响社会办医很重要的一个制约因素是医疗保险，在国家实行的基本医保方面，就准入条件而言对民营医院来说曾有些不平等。现在通过"新医改"，这一情况基本消除了，尽管可能还有少量地方存在一些不平等，但那是执行层面的问题，不属政策层面。

现在的另外一个问题是，要大力发展和完善民营医疗结构，要满足多层次、多样化医疗需求，健康保险的领域必须要跟得上。仅依靠基本医疗保险，是难以满足多层次、多样化的医疗需求的，大力发展商业健康保险已经成为整个行业的心声，也代表了一种发展趋势。

商业保险的发展，在未来十年肯定是大趋势，保险公司要开发更多的产品，提供更好的服务，把商业保险和基本保险（包括医疗救助、大病保险、应急救助）等各类保障形成有效的功能定位，各司其职，信息共享，相互联动，才能真正保障好每一位公民的健康。

在过去的改革中，国家注重保障大病、因病致贫、因病返贫等问题，而在中国逐步进入全面小康社会后，因病致贫、因病返贫的问题可能有所减少，改革的关注点可能会调整到医疗护理、医养结合、康复健身等方面，这些方面现在缺少保险制度，这也正是一些保险新产品研发的方向。商业保险在今后十年，应该有发展空间，这一点值得民营医疗机构重视。

五是医保支付方式会继续深化改革。

医保改革一个很重要的趋势是支付方式的改革。2017 年 6 月，国务院下发了《国务院办公厅关于进一步深化基本医疗保险支付方式改革的指导意见》（国办发〔2017〕55 号），明确表示支付方式改革主要从基本医疗保险开始。不论是公立医疗机构，还是民营医疗机构，支付方式已经开始在转变。而且，2018 年至少要向全国推出 100 个病种的单病种付费，并且要对这 100 个病种制定统一规范的临床路径，用于专项支付。

支付改革的核心问题就是要解决现在基本医保对医疗机构的付费模式，即由后付费转向预付费。目前的改革方向为从过去的"按项目付费"过渡为"按病种付费"，整体机制是总量付费、结余留用、合理超支分担，激发各级医院控制医疗费用的内生动力。把过去的检查、药品等所产生的利润变成成本，并让机构合理实施分摊，如果在此基础上留有结余，那结余的部分就归医疗机构使用。这项改革，可能会作为今后的一个重点方向来推进。

在药品标准方面，随着医保改革的深入，国家会出台新规定，按照药品通用名的形式对药品制定一个医保的支付标准或者支付价，这种支付标准确定了以后，就按照这个标准支付。如果医疗机构能够买到价格比支付价更低的药品的话，医保支付后结余的部分就归医院使用；如果比支付价高，那就会分情况处理，若确实是患者所需要的，在患者知情同意的情况下，多的成本则由患者和医院共担。如果患者不知情也不同意，而且那些高价药品本可以用更优惠价格的药品替代的话，那这部分高出的费用，则由医院自行承担。

关于这一改革思路，国家已经在推进相关文件的出台，今后医保对公立医疗机构和民营医疗机构的激励作用，就会通过支付方式的改革、支付标准的设定，以及医保全流程的联动和基本医保与商业保险公司的有效协同来进一步发挥作用。

六是公立医院在改革中要摆正自己的位置。

在早期的医疗体制改革中，有一种说法是，社会办医之所以无法好好发展，是因为公立医院在中国社会太强大了。但现在回过头来看，民营医疗机构从 2016 年起已经占到所有医院总数的 60% 以上，这个成长速度是非常快的。民营医院的床位数和住院患者数虽然比公立医院还少，但民营医院的门诊量却在不断上升，这种发展速度是公立医院所无法比拟的。如果说，公立医院现在是在"吃老本"，那么民营医院就是在"吃改革"，因为改革大方向有利于它的发展。

因此在新一轮医改中，公立医院要摆正自己的位置，不能总是停留在过去的优越感。现在国家在重点改革公立医院，从 2017 年起，全国所有的公立医院都实行了"两个全面"：一是全面推开综合改革；二是全面取消药品加成，从而拉开了公立医院改革的序幕，结束了 60 多年"以药养医"的历史，同时也为公立医院的治理打开了一扇关键性窗口。

2017 年，国务院又专门出台了 67 号文《关于建立现代医院管理制度的意见》，在第三条第二项中再次明确了要严格控制公立医院床位规模、建设标准和大型医用设备配备，并在这三个领域中压缩公立医院扩张，以推动社会办医健康可持续发展，要朝着建立现代医院管理制度的方向努力。这一意见在给公立医院改革定位的同时，也给民营医院的发展拓宽了新空间。

七是医护人员会全面完成电子化区域注册。

在医疗领域的历史进程中，人才多奔向公立医院，所以公立医院的发展较快，而民营医院发展慢，主要慢在人才引进慢。现在国家开始重视这个问题，如鼓励医生多点执业。从2017年开始，许多省份都在推行医生、护士在医疗机构的电子化注册，由过去单个医院行医转变为在多个医院注册，到如今只要医护人员注册了在全国就是有效的，这个力度是相当大的，相当于为医生多点执业提供了自由选择，这对社会办医、基层医疗卫生的人才引进提供了强大的动力和巨大的空间。

这项改革应该还会继续加强力度，在2018年的全国卫生计生工作会议上就曾明确要求医师、护士在医疗机构的电子化注册要到位，要实现全国全面覆盖、全面完成。这一改革一旦全面完成，将彻底打破民营医院人才引进难的瓶颈，对推动民营医院的快速扩张提供了专业人才资源。

八是会出台新的行业监管政策。

"新医改"至2019年也进行了10年，这十年间的变化很大，医药卫生事业的蓬勃发展对综合监管提出了更高的要求。2018年8月，《关于医药卫生行业的综合监管的指导意见》出台。这份文件从体制上、监管方式上、监管内容上、监管结果上都对医药卫生行业的监管做出了新规定，而且这个综合监管不仅仅是针对公立医疗机构，对民营医疗机构也同样适用。

过去，国家对卫生医疗事业的监管缺乏一个纲领性的文件，缺少统一的制度与标准。现在国家构建了大健康产业规划，再加上"互联网＋"在5G时代全面落地推行，医疗卫生事业已经出现了一些新业态和新模式，这将倒逼监管迈向综合性改革。

三、新一轮改革中民营医院的机遇

与上一个十年相比，自2018年开始的新一轮医疗改革还呈现出一个新特点：注重运用"互联网＋"与大数据等科技来提升对医疗改革质量的监管，如创新食品药品监管方式，对药品进行全程跟踪，加快实现全程留痕、信息可追溯等，让问题产品无处藏身。通过这一改革，目前对药品的生产、流通、零售、终端各环节都已实现可追溯。2018年2月，国家食品药品监管总局起草了《药品网络销售监督管理办法》（征求意见稿），允许一些医疗机构与药企进军线上业务，民营医疗机构也开始关注这个新方向带来的后续影响。

在推进分级诊疗方面，国家新一轮改革鼓励使用人工智能、远程诊断等。因为在推进医保支付改革的时候，相关部门已经完善了网络接口，现大多数医院已经可以使用微信或支付宝等手机软件绑定医保卡，方便群众支付，解决了就医排队难、交款难的问题，提高了医疗卫生服务质量。

对民营医院而言，还有一点要注意的就是，在下一阶段的医疗改革中，国务院在 2016 年 2 月份颁布的《中医药发展战略规划纲要（2016—2030年)》中明确提出，鼓励社会力量举办连锁中医医疗机构，对社会资本举办只提供传统中医药服务的中医门诊部、诊所，以及医疗机构的设置规划和区域卫生发展规划不作布局限制，支持有资质的中医专业技术人员特别是名老中医开办中医门诊部、诊所，鼓励药品经营企业举办中医坐堂医诊所。保证社会办和政府办中医医疗机构在准入、执业等方面享有同等权利。另外，在广东地区存在着药食同源等饮食风俗，过去这一问题曾是医药行业中打假的重点区域，2018 年起广东的政策不再将中药煲汤视为是涉嫌违规用药，这一下子就激起了中医药的发展动力。据笔者粗略统计，从 2016年起，国家多部委陆续发布了扶持中医药行业发展的政策文件已经超过 10份。因此，民营医院要注意这些新变化，抓住政策机遇期。据《香港商报》2018 年 8 月 6 日报道，香港特区政府行政长官林郑月娥在国际中医药香港高峰论坛上表示，中医药是中国传统文化和养生乐活的瑰宝，值得传承、发展和推广，香港特区政府已将推动中医药发展列作重点工作，香港食物及卫生局设立了专责发展中医药的组别，会规划香港首家中医院的运作模式。这都是一种信号，民营医院一定要紧跟政策风向，在战略规划上踏准时代发展的节奏。

另外，在基本医保改革中，国家不断提升大病保险的保障水平，居民基本医保人均财政补助标准不断增加，其中一半用于大病保险。2018 年人均补助已达到 450 元/年，许多发达省份的大病医保报销比例都不低于

60%，这预示着重大疾病的门诊量可能会增加，民营医院应在其中看到业务增长的机遇，由过去的以特色门诊为主向重大疾病诊治布局。

在解读国务院2016年10月颁布实施的《"健康中国2030"规划纲要》时，发现康复行业其实也面临着重大机遇。当前，中国正面临着人口老龄化问题，发展家庭、社区和互助式养老，推进医养结合，提升弱势群体和残疾人的康复服务，已经是较为迫切的社会问题。这对民营医院来说是一个大利好，因为康复这一块，对公立医院来说不是强项，或者说大多数公立医院没有太重视康复这一块。现在民营医院与公立医院可以说是站在同一起跑线上的，民营医院不但业务上有拓展延伸的空间，还能在康复器械、康复设备等方面快公立医院一步，抢抓改革与发展的黄金机遇期。

纵观国家新医改的政策走向，鼓励和支持社会办医逐渐成为重点。因为改革步入深水期之后，公立医院的弊端日渐显现。只有加大对社会力量的支持，才能优化市场配置，增加医疗、养老等服务的有效供给。作为健康中国战略的重要组成部分，社会办医是关乎我国深化医疗卫生体制改革的关键。同时，多元化社会资本的涌入，也将助力社会办医进行扩容和整合，并成为社会办医持续发展的强劲动力。

再从行政审批上看，国家近年通过自贸区的改革试点，加强深化"放管服"改革，将全面实施市场准入负面清单制度。就像当年的医保定点资格审批最后被彻底取消一样，全国正在逐步推行"证照分离"改革，各类证件能减则减、能合则合，进一步压缩企业开办时间。各地推出"只进一扇门""最多跑一次"改革承诺，相信很多医疗卫生行业的投资人对此深有感触。以前社会资本要办一间稍有规模的医院，短则两三年，长则五六年，现在改革之后大大提速，给民间资本投资医院带来了极大的鼓舞。

国家卫健委在2018年3月印发的《2018年卫生计生重点工作及分工方案》（国卫办函〔2018〕25号）中，再度提出53项医改政策，并被列为今后国家医改的重点工作。该项工作从终端医院到医疗器械都有涉及，势将改革进行到底，对民营医疗机构大为有益。因为这是一个重要的政策窗口，作为医疗行业人士必须要掌握了解，现简要罗列如下：

一是切实提高基层医疗卫生机构的服务能力和质量。包括：从 2018 年起再实施 500 家县级医院综合能力的提升工程，推进优质服务示范乡镇卫生院和社区卫生服务中心建设；加快改善医疗卫生服务体系基础设施条件，实施全民健康保障工程建设规划。目前，全国已完成 500 家县医院综合能力提升工程。随着分级诊疗政策的实施，县级医院在转诊过程中起到了承上启下的重要作用，也是国家医改、财政重点的支持对象。

二是持续深化医药卫生体制改革。包括：控制医疗费用不合理增长，重点控制不合理用药、检查和治疗行为；配合建立临床试验医疗机构备案标准和监管制度。

三是持续提升医疗服务质量安全水平。包括：实施国家医学中心和国家区域医疗中心设置规划，推进疑难病症诊治能力提升工程建设；启动实施科技创新 2030 健康保障工程，继续组织实施两个科技重大专项，加快癌症等重大疾病防治攻关，加快推进国家临床医学研究中心布局建设，全面开展卫生与健康适宜技术推广应用。

四是大力发展健康产业，深化医工协同，加快实施优秀医疗设备产品遴选，推进高端医疗设备应用示范项目和骨科手术机器人应用中心建设，促进创新产业应用推广。与此同时，国家发改委和进出口银行签署协议，将出资 8000 亿重点支持《"十三五"国家战略性新兴产业发展规划》，其中明确医疗卫生领域的新兴产业集群也将被重点支持。

五是统筹提高卫生计生治理能力，切实加强行风建设，严格执行"九不准"规定，严厉查处医药购销领域商业贿赂等违法犯罪行为，深入开展医用耗材等领域专项整治。

以上五个方面，无论是对公立医院还是民营医院的后续发展都极具指导意义。民营医院在制订自己的战略规划时可以将上面的文件精神进一步细化，从而有效规避政策风险，提升发展战略可行性。

四、新医改和健康中国纲要，激励社会办医

自 2018 年开始，社会办医正迎来中央多重政策力挺的大好时机。据不完全统计，仅在 2018 年的上半年，包括广东、湖北、湖南、山西、福建、天津、浙江等在内的近 20 省、市发布了促进社会办医的新政策，政策涵盖了降低准入门槛、提高审批效率、提供财税和投融资支持等多项关键内容。社会办医步伐再提速，将为破除公立医院垄断以及医改的深入推进提供又一"强心针"。

据国家统计局发布的《2017 年国民经济和社会发展统计公报》显示，2017 年年末，全国共有医院 3.0 万个，其中公立医院 1.2 万个，民营医院 1.8 万个。相比 2016 年，公立医院数量减少了约 1000 家，而民营医院增长了 2000 家。截至 2018 年底，中国的民营医院数量已经达 2 万家的规模。医疗改革进程的加快，是公立医院总数量减少的重要因素之一。社会办医是中国医改的一大关键点，在政策利好的持续释放下，有望引发社会办医新高潮。

在各地促进社会办医的政策中，湖北省提出按照"非禁即入"的原则大力支持社会办医发展；山西省明确发展社会办医的 23 项主要任务和政策措施；浙江省还成立了首个社会办医医联体，有 75 家非公立医疗机构加入；广东省提出在政府购买服务、用地审批、医疗下沉等方面给予积极的财税政策支持。

在国家层面，支持医疗行业"放管服"的政策也在陆续推出。国家卫健委在 2018 年发布了《关于进一步改革完善医疗机构、医师审批工作的通知》（国卫医发〔2018〕19 号），进一步强化"放管服"改革，规定二级及以下的医疗机构设置审批与执业登记"两证合一"。这意味着社会办医的门槛将大大放开，等于为医疗机构与医护人员的审批注册流程松绑，切实解决了准入门槛高、前置审批程序烦琐等问题，为社会办医扩容提供了更多便利。同时，也有利于社会资本与社会需求紧密结合，做大、做强、做优健康服务市场。

我国民营医院现占全国医院总数的 60% 以上，但服务量仅占 30% 左右。这说明民营医疗机构的发展仍处在初级阶段，起点低、底子薄、整体层次不高，竞争力较弱。提高民营医院的服务质量，由中低端向高质量发展，已经成为民营医院在社会办医中的重要方向。从世界主要国家的医疗卫生机构构成来看，公立医疗机构更多是提供基本医疗卫生服务，发挥健康服务体系中"保基本"功能，而非公立医疗机构则注重非基本功能，发展更高水平的服务形式，通过产业链合作，共同做大做强医疗服务市场。如果依照世界卫生医疗的发展方向来看，中国的民营医院的大发展还处在起步阶段，至少还有二三十年的发展黄金期。

但是我们还是要清楚地认识到，中国的医改始终会坚持计划与市场相结合的道路。这是由中国国情决定的，既不能走单纯的计划经济行政管理，因为计划管理虽然公平度会提高，但效率可能受到影响，也不能单一地走市场经济之路，这样又可能将导致医疗费用大幅上涨难于控制，影响基本医疗保障民生和医保基金安全。

因此，中国的医改会在坚持基本医疗卫生事业公益性的大前提下，处理好政府和市场关系，在基本医疗卫生服务领域坚持政府主导，并适当引入竞争机制，在非基本医疗卫生服务领域市场要有活力，加快推进医疗服务领域供给侧结构性改革。在坚持公立医院主体地位的同时，鼓励社会办医错位发展，不仅仅是聚焦在基本医疗服务拓展的低层次竞争，更是鼓励多层次多样化服务，积极引导发展全科医疗服务，加快发展专业化服务，全面发展中医药服务，有序发展前沿医疗服务，积极发展个性化就医服务，推动发展多业态融合服务，探索发展特色健康服务产业集聚区等重点发展大方向。

当前中国实行"低水平、广覆盖"的全民医保制度，由于筹资水平低和医保基金的有限性，随着人口老龄化加速、疾病谱变化以及医学科技术的迅速发展，人们对健康医疗需求提高，医保基金不能像公费医疗一样包办一切，目前仍面临很大的资金缺口，风险控制还是很有必要。对于民营医院来说，也需要注意发展大方向，不要一厢情愿地去进行业务拓展，要密切了解各地的改革重点。

建立健全基本医疗卫生服务体系，重构和创新科学有效的制度体系是贯穿深化医改全过程的核心。2016年10月25日，中共中央、国务院发布的《"健康中国2030"规划纲要》（以下简称《纲要》）是中华人民共和国成立以来首次在国家层面提出的在健康领域的中长期战略规划。该《纲要》与联合国"2030可持续发展议程"的要求相衔接，是我国积极参与全球健康治理、履行我国对联合国"2030可持续发展议程"承诺的重要举措。

《纲要》确立了以促进健康为中心的"大健康观""大卫生观"，提出将这一理念融入公共政策制定实施的全过程，统筹应对广泛的健康影响因素，全方位、全生命周期维护人民群众健康。《纲要》提出健康中国"三步走"的目标，即"2020年，主要健康指标居于中高收入国家前列""2030年，主要健康指标进入高收入国家行列"的战略目标，并展望2050年，提出"建成与社会主义现代化国家相适应的健康国家"的长远目标。

改革坚持以基层为重点，以创新为动力，预防为主，中西医并重，将健康融入所有政策，突出强调了三项重点内容：一是预防为主、关口前移，推行健康生活方式，减少疾病发生，促进资源下沉，实现可负担、可持续的发展；二是调整优化健康服务体系，强化早诊断、早治疗、早康复，在强基层基础上，促进健康产业发展，更好地满足群众健康需求；三是将"共建共享、全民健康"作为战略主题，坚持政府主导，动员全社会参与，推动社会共建共享，人人自主自律，实现全民健康。

根据习近平总书记的重要论断"没有全民健康，就没有全面小康"的指示精神，《纲要》明确将"全民健康"作为建设健康中国的根本目的。只有通过健全全民医疗保障体系，深化公立医院、药品、医疗器械流通体制改革，降低虚高价格，切实减轻群众看病负担，改善就医感受，加强各类医保制度整合衔接，改进医保管理服务体系，才能实现保障能力长期可持续。

到2030年，居民主要健康指标将进入高收入国家行列。《纲要》提出到 2030 年，中国人均期望寿命从 2015 年的 76.34 提高到 79 岁，居民健康素养水平提升至 30%，经常参加体育锻炼人数从 2014 年的 3.6 亿人上升到 5.3 亿人；糖尿病、高血压等重大慢性病过早死亡率比 2015 年降低 30%，健康服务业总规模 2030 年达到 16 万亿元；地级及以上城市空气质量优良天数比率在 2020 年超过 80%，到 2030 年持续改善等。

《纲要》提出，到 2030 年，个人卫生支出占总卫生费用的比例要从 2015 年的接近 30% 下降到 25% 左右。为实现这一目标，2030 年全民医保体系将成熟定型，而商业健康保险赔付支出占卫生总费用比重要显著提高。当前，我国通过职工医保、新农合、城镇居民医疗保险已建立了一张覆盖全国 96.5% 的医疗保障网。在此基础上，还通过大病保险、商业保险、慈善救助等逐步健全了医疗保障体系，尽管医保现在已基本实现全覆盖，但我国保障总体水平仍然不高。《纲要》指出，要加快推进基本医保异地就医结算，实现跨省异地安置退休人员住院医疗费用直接结算，符合转诊规定的异地就医住院费用直接结算；全面实现医保智能监控，将医保对医疗机构的监管延伸到医务人员；加强医疗保险基础标准建设和应用。到 2030 年，实现全民医保管理服务体系完善高效。

《纲要》特别指出，要积极发展商业健康保险，落实税收等优惠政策，鼓励企业、个人参加商业健康保险及多种形式的补充保险，促进商业保险公司与医疗、体检、护理等机构的合作，发展健康管理组织等新型组织形式。

由于产业空间巨大，上下游关联行业众多，健康中国概念也是资本市场极为关注的热点，《纲要》是指导民营医院未来 20 年发展的重要纲领性文件，将其吃透弄懂，跟着政策方向走，就能成就一家百年民营医院。

五、"新医改"对民营医院的挑战

任何事物都具有两面性，新医改政策在带来机遇的同时，毫无疑问，也会给医院经济运行的一些方面在短期内带来不利的影响。

首先是取消药品加成的影响。

药品零加成，"新医改"的这一要求打破了医疗行业 60 年来的传统模式，标志着"以药养医"时代的全面结束，药品差价收入不再是医院收入的组成部分，医院的经济收入和结余直接受到影响。在目前政府对医院的财政资金补助不足的现状下，再加上医院的各种刚性成本支出又随着物价上涨逐年增长，收支的不平衡使得医院很容易陷入运营困难的境地。公立医院所受的影响最大，但大家同在一片蓝天下，民营医院也不要窃窃自喜，也会受一定的影响。

比如说，大多数公立医院现在调整了医疗服务价格，药价降低了，诊断费则大幅上调。以前挂一个号只要几元钱，现在要几十元至上百元不等。群众对这种改革有些意见。根据广东省 2018 年 7 月份出台的最新改革方案显示，已经制订财政注资计划，逐年加大财政资金对公立医院的支持力度，最终的目标是要让医疗价格整体上升不能超过当年的 GDP 增长幅度，这一点也已经写入各地政府的红头文件当中。在医疗服务价格调整中，改革的措施是按照总量控制、结构调整的原则，主要提高诊疗、手术、康复、护理和中医等体现医务人员劳务价值和技术含量的医疗服务价格，降低大型医用设备检查治疗和检验等依靠仪器设备检测提供服务的价格，使患者的总体负担不增加，迫使医院必须从"以检查养医"向"以技术与服务养医"转变。对民营医院而言，一方面很难争取到财政资金补贴，另一方面，要想提升医疗服务价格也是难以被群众接受的。

医保支付制度的改革短期也有一定影响。

随着全民医保制度的建立，医院的患者绝大部分为医保患者，医院收入中从医保机构结算的收入占的比重越来越大。医保支付制度对医院的医疗行为产生了明显的导向与约束作用。医保支付未来还要逐步过渡到按病种付费、总额预付、按人头付费等方式。医院一旦发生不规范的医疗费用，就会遭到医保机构的拒付甚至罚款，而在另一方面，医保支付制度总额控制的硬性预算约束，也会给医院带来巨大压力，医院只有积极与医保管理机构进行沟通协调，相互建立稳定合作关系，才能求得生存与发展。这些改革方向迫使民营医院不断加强内部管理，有效控制和降低运行成本，在不涨价的同时提升医疗服务质量，只有这样才能获得更多的生存安全感，才能得到广大患者的信赖。

分级诊疗实施的影响。

分级诊疗要求不同级别的医院承担不同复杂程度的疾病的诊治，基层医疗机构主要负责常见病、慢性病的治疗和康复，而三级医院则承担危急重症和疑难杂症疾病的诊疗，实行双向转诊，促使患者分流、医疗资源下沉，逐步实现合理就医，解决目前看病难的问题。在这种导向下，分级诊疗会使普通患者分流到基层医院，大中城市的公立医院将来的分工，会定位在重病诊治和对基层医院的教育培训上。民营医院在大城市本来就是在夹缝中生存，如果连中低端病患都有可能被基层卫生所"抢走"，生存压力就会加大，而医联体建设目前以公立为主，对民营医疗机构而言，在这项改革中要多主动收治、多争取合作，才能不被边缘化。

新医改方案鼓励社会资本办医，建立民营医疗机构，这样可以增加整个社会中医疗资源的投入，有利于医疗服务供给的增加，对医疗服务需求进行引导分流，满足广大患者多层次的不同医疗服务需求；同时也有利于完善医疗服务体系，缓解群众看病难的问题。但由于资本进入医疗卫生事业门槛并不高，越开放也会越引来鱼龙混杂，加剧了无序竞争，许多民营医院对此无可奈何，这也是值得研究与思考的课题。例如，以广州紫荆医院为代表的民营医院，通过积极并购、合作等多种模式，形成医疗集团化，能有效扩大知名度与影响力，实现跨区域的资源整合，从而获得长足的发展，这也不失为民营医院的一种生存之道。

医师多点执业的影响。

医师多点执业的规定取消了以前对医生的限制，使医生能够在两个及以上不同的医疗机构服务，给民营医院的人力资源管理带来新机遇，让许多专科医师有了更多的发挥余地，有助于民营医疗整体水平的提升。但民营医院的人力资源管理模式要与多点执业相适应才行，纵观现在民营医院的人力资源管理大多处于粗放式管理，对多点执业背景下的医师资源管理没有较好的配套扶持办法，难以吸引优秀医生前来，如果不积极进行调整适应，就会在竞争中败于下风。比如说，现在流行合伙人制度，民营医院能否结合医师多点执业，在政府的支持和帮扶下出台类似的方案呢？

总之，"新医改"政策的推行，加剧了公立医院与民营医院之间的竞争，只有本着"以患者为中心、以市场需要为导向"的原则，健全经营管理机制，建立特色医疗项目，大力提升医院的品牌与知名度，让病患有一个好的认知，才能在医疗卫生体制改革中占有一席之地，吸引更多的患者，成就更好的医院名声。

在"新医改"的 10 年间，中国的民营医院已经获得了长足的发展，年增长基本保持在 9% 左右。从 2016 年开始，中国的民营医院数量占比已经超过 50%。虽然占据半壁江山的民营医院的床位多，但其服务量当前只占总量的 30% 左右，量大质低已经成为这一行业的痛点，成为许多民营医院寻求突破的首要任务。资本何时介入、人才如何培养、面临同质化竞争怎么办、股东要求与盈利模式二者如何平衡发展等，这些都是民营医院需要研讨的课题。

现在卫生管理部门也常常感到困扰，一方面要鼓励民营资本进行社会办医，另一方面又发现民营医疗机构的服务质量参差不齐，较难监管到位，不愿大力引进，其主要原因在于资本进入医疗行业的门槛低。现在很多社会资本进入医疗行业的主要目标是盈利，这就不得不考虑医疗行业的回报问题，回报太慢，股东怎么办？十年收不回投资，这个账又该怎么算？医改的重要任务是解决"看病贵、看病难"问题，随着医疗费用的刚性下降，公立医院和民营医院在这一点上都会受到影响，而民营医院面临的压力则可能更大。现在社会资本拿医院去套利，通过并购与资本运作，炒高上市公司的股价助长赚快钱之风，这对医疗行业的整体发展无疑是一种伤害。医疗行业应该不忘初心，以救死扶伤为己任，能够甘于寂寞二十年，才能在慢速中获得长足的发展，这是需要精神与定力的。

根据市场规律，民营医院的利润率平均在 20% 左右，而公立医院则在

18%以下。看上去民营医院有盈利空间的优势，但在重要盈利环节的供应链上，民营医院不占优势。这是因为公立医院在改革之前，长期存在以药养医的现象，其供应链环节的利润被中间商、医药代表、医生三方瓜分。举个例子，随着医改的推进，药品价格下降，原本来自供应链的利润会被压缩。同样是招标采购，比如1元钱的药，药厂开回来1元钱的发票用于平账，但同时会返回来0.7元的现金，这部分现金可能被医生与医药代表拿走。现在药品降价后，药厂不能再返利给医生与医药代表了。一旦这个环节被打破，公立医院的利润有回升的空间。而民营医院由于不存在这一历史问题，医院的成本管理可以精确到一支笔，供应链部分的收益空间不会转移到个体医生身上。从另一侧面来看，改革后没有给医生带来红利，又要更加注重对医生的考核，与患者满意度（在院满意度、出院后的口碑传播）和新技术应用相关，这就要求民营医院在医德教育与管理上要提升更高的水平，否则，民营医院在药价下降的情况下将面临收入减少的问题，尤其当公立医院逐步与基层卫生所建立医联体之后，就有可能会垄断患者的渠道，无形中"抢"走了民营医院的患者资源。这一点民营医院也应该考虑应对之策。

从改革的长期效果来看，医改的大趋势是对全民有利的，民营医院作为其中的一分子，利大于弊。只要在利的方面，不断扩展自己的优势，在弊的方面不断通过管理加以改进和完善，就会随着改革增强自身的竞争力。将来国家在优先购买公共医疗服务方面，将不分公立还是民营，而是看服务与质量是否优质，民营医院在这方面比公立医院有更大的改进空间。时不待我，砥砺而行，中国的民营医院在改革面前，要勇立潮头，积极参与，一定会有更加灿烂的明天！

第十五章
互联网时代，民营医院如何融入智慧医疗生态

进入 21 世纪，互联网将世界密切相连。现在，以手机为代表的移动互联网已经成为每个人的生活标配。自 2014 年国家提出"万众创新、大众创业"号召以来，一波又波的"互联网＋"的热潮此起彼伏。"互联网＋自行车"成就了估值已超百亿的摩拜单车，"互联网＋小轿车"成就了估值近千亿的滴滴出行。"互联网＋快餐"成就了美团、饿了么等一批新型企业。互联网大潮将不可避免地涌向医疗卫生行业，也可以说，医疗卫生行业也不例外地拥抱互联网，"互联网＋医疗"正在掀起一场重构卫生医疗行业生态的革命。

早在 2012 年开始，不少公立医院开始将预约挂号、交费、查看检验结果等流程放入互联网，分流日益拥挤的挂号交费大厅，以求解放更多的医疗人力资源，让医疗管理水平得到更好的优化。这是智慧医疗的早期雏形与基本服务方向。

随着技术的飞速发展，"互联网＋医疗"的模式在不断升级，国家政策也在不断鼓励智慧医疗的发展。从无到有、从粗放到精准，从试水到推行，以互联网为载体的智慧医疗生态正在逐步形成，无论是公立医院还是民营医院，融入这个新的行业生态已经是非常现实的抉择。

一、互联网医疗主要能做什么？

"医疗健康"是重大民生工程，老百姓看病难、就医难是个老问题，一直都是社会各界关注的焦点。2015 年，中国总诊疗人次超过 80 亿人次，人均 6 次。随着人口老龄化、居民消费水平和健康意识的提高，追求健康治疗的人数每年以超过 6% 的速度增长。在诊疗量高速增长的同时，医疗资源非均衡发展和居民非理性择医等因素日益突出。

有权威机构调研发现，"挂号排队时间久""去哪看病搞不懂""整体自然疗法缺失""治疗方案欠明了""转复诊安排欠妥""专家名医太难预约"成为群众看病最关心的六个难点。这些难点又几乎贯穿了从就医前到完成治疗的整个诊疗过程。

如何确解这些难点，单靠医疗行业本身的规模扩张是难以全面解决的。为解决中国医疗资源不平衡和人们日益增加的健康医疗需求之间的矛盾，国家卫生部门近年积极引导和支持医疗与互联网融合发展模式。尤其是在解决大医院人满为患、基层医疗机构资金不足、设备和人员闲置等问题和推行分级诊疗等方面，互联网技术被称为能解决问题的技术方法，正在被广泛尝试。

那么"互联网＋医疗"到底能做什么？这是许多人最先想了解的。

从功能分类上看，"互联网＋医疗"的应用目前主要集中在网上预约挂号、健康教育、医疗信息查询、电子健康档案、疾病风险评估、在线疾病咨询、电子处方、远程会诊及远程治疗和康复等这些领域。以下就这些具体领域进行详细解析。

首先来看门诊大厅，加入互联网系统后，门诊大厅的人群会由传统的拥挤型变成有序型。通过软件，医生和患者的情况在互联网平台上可以随时随地呈现，一边是来自全国各地的患者在网上待诊；另一边是来自全国各地的在网上注册过的医生，包括北京、上海、广州、成都等优势医疗资源的中心城市专家，都可以选择在网上给患者初诊。就像阿里巴巴的总部在杭州，做的却是全国业务一样，未来的网上诊室平台虽然建立在某一个城市角落，但医生和患者可以是来自世界各地的，只要连接网络、登录平台，即可诊病。

举个例子，一个来自广东省江门市的患者，可以通过某个智慧互联网医院的平台，在网上通过视频的模式，直接与北京 301 医院的专家交流。当然，要实现这些业务的整合，国家必须支持全国的医生跨省多点执业。目前这样的政策已经有了，在北京、广东等城市和省份已经出台了医生多点执业，未来还会成立医生集团。只要国家有政策引导，按照国家多点执业的规定，医生在互联网医院注册备案后，就可以根据自己的时间安排，实现跨区域看病。

在互联网＋医疗的 1.0 阶段，患者只能在网上向医生咨询，一旦需要医生给出诊断时，医生就会表示，现在只能提供一个方向性的建议，如果要进一步治疗，患者还是要到医院去做面对面的诊疗。但是在"互联网＋医疗"的 2.0 阶段，有一些平台已经开始尝试把一些网上咨询转化为给出治疗方案，先是从复诊患者开始，未来通过一些先进的传感器设备和可视化操作，就有机会实现常见病的实际诊断。

再看看互联网医疗中的诊室会有哪些变化吧。诊室里会变得很安静，医生和患者在网上诊室里进行语音或文字沟通，就像通过手机上的微信聊天一样，只是这个是一对一的聊天，没有其他干扰。医患双方可以发文字、图片、语音，甚至拍一段视频上传。在交流的过程中，如果医生认为可以得出结论了，就可以在手机上开出一张电子处方。

也许有人会觉得这种诊治行为存在一定的风险。对于这一点，互联网专家也已经进行了充分的风险考量。在 2.0 阶段的互联网医疗中，首先会从复诊业务开始，因为在去医院看病的患者中，大约有一半是复诊患者，这批患者其实没必要每次都跑到医院去，只需到医院确诊后，后面的复诊就可在网上进行。如果三甲医院门诊中有一半以上是复诊患者，既占用了门诊资源，患者和医生也都疲劳不堪。比如说，一个糖尿病患者，在 20 年的治疗过程中，每个月都必须跑一趟医院吗？其实没必要。这种复诊行为风险相对可控，完全可以通过网上交流和电子处方的方式实现诊治。若能解决这部分人群的诊疗问题，大医院的诊厅里至少会实现人流减半。

在"互联网+医疗"中，各类医学检查会大变样。还是以复诊患者来举例，复诊患者需要经常做复查。关于这一点，在2.0版本的互联网医疗中，网上诊疗平台的做法就像是滴滴打车的派单系统。医生在线给患者开出一张检查单，通过智慧互联网医院的分单中心，会把检查任务分配到离患者最近的一个医生那儿去。比如说，一个广州海珠区的患者在北京301医院的一位名医那看病，该医生开出电子检查单后，平台系统就会智慧地把这张检查单派到广州市海珠区紫荆医院的一个在线医生那儿去。因为根据网上定位显示，这名患者离紫荆医院最近，而且该医院又有处方上需要检查的设备，另外还可以使用医保报销。这一点很重要，因为目前国内的医保还是无法全面实现跨地区报销，而互联网平台诊疗虽然是跨省区看病，但最终是落实到当地处方上的，这可以帮助患者在跨地区看病的基础上解决医保报销问题。

当患者做完检查、拿到医院的检验结果后，可以将结果拍照、上传，北京301医院的专家会同步看到检查结果，并据此进一步判断病情，从而使患者得到优质服务与治疗。这种医治方案在未来有机会成为常规操作，可以从根本上实现医疗资源的下沉和分级诊断，在利益链上也有较好的分配机制，如北京的医生收取诊断费，患者附近的医院收取检查费，网络平台按两家医院收取的费用提成，而患者也因为不用跑太远的路，减少了时间成本，享受了高端服务，实现了三方共赢，这就是互联网医疗的竞争力。

那么问题来了，如果涉及处方开药，将会如何操作？对于药房，目前互联网医疗在平台中设置了两大通路，第一条通路还是与上述情况一样，北京的医生开出一张电子处方后，通过药剂师的审核，会在网络上被智慧地分配到离患者最近的当地医生那里，医生收到处方后，将网上的北京医生处方打印成纸质处方，签名交给患者，患者在当地最近的地方取药，并且可以用医保卡。另外一条通路则主要是针对自费药或者自费患者，平台会智慧地通过线上药店和线下药房来完成配送。平台会智慧地匹配相应的药房，当然，前提是这个互联网平台上加入了许多药房，尤其是那些大型的连锁型药房。比如说，广州的大参林、保利100大药房等，药房在网上接到这个处方后，只要患者进行了在线支付，他们就可以派人将药送上门，药店除了卖药有利润，还赚到了快递费，何乐而不为？当然，患者也可以选择自行取药。

上述的操作方式主要是针对复诊患者与普通疾病患者，如果患者需要住院或是手术的话，那么互联网医疗还有解决之道吗？就目前的互联网医疗的实践经验来看，住院和手术是一个纯线下的工作，无法通过线上的功能实现。从异地手术、异地会诊的需求来看，真正需要住院手术的患者，如果要去外地医院，一般会通过电话、网络联系好当地的医院，以便等待床位，如果要去大型知名医院，一般要等三四周时间。而有了互联网平台，患者能及时掌握知名医院主刀医生的日程安排。有一种方法是，先让患者在当地的某间医院住下来，通过网络智慧配对，会安排有时间的医生来当地为患者做手术，医生出差费用由患者掏钱，或由外地知名医生确定好时间，在网络平台上与当地的医生一起，远程指导当地手术医生处理患者的病情，这种情况一般适用于小型手术，不适用大型手术。未来，知名医生都会组建自己的团队，团队中有助手，会定期派出医生，到当地为患者完成手术。这种方案既有利于提升基层医生的诊疗水平，也可以很好地落实分级诊疗制度。

在诊后管理上，互联网医疗会发挥出色的作用。诊后管理在许多大医院都已经实现了线上管理。医生可以通过互联网医院的诊后管理中心，对患者下达各种各样的任务，患者在家里完成任务后上传。经过审核、汇总、复核后，这些资料会进入病案中心，并推送给相应的医生。根据患者提供的资料，医生再把新的医嘱放到任务中心，派给患者。通过这样的封闭式循环，患者在家里就可以得到医生的远程指导，在诊后管理上高效快捷。

以上几个方面，就是目前互联网医疗的主要功能。无论是公立医院还是民营医院，都可以加入这样的互联网医疗平台，充分利用互联网技术，实现医院与外界的资源有效整合，这对医院的业务有非常大的改善。

二、互联网医疗的现实意义

在医疗体制改革之前，分级诊疗的概念早就已经被提出，分级诊疗制度是提高医疗整体效益，解决看病贵、就医难问题的一个重要举措。当前，不少地区已经深入探索分级诊疗制度的应用，逐步形成了"基层首诊、双向转诊、上下联动"的分级诊疗模式。

但到目前为止，在深化医疗体制改革的落实中，我们看到分级诊疗制度的实际落实和推进效果仍是收效甚微，主要原因是分级诊疗制度涉及多方面的矛盾和利益问题。

分级诊疗制度实施的首要前提是要求在不同医疗机构内实现患者医疗健康数据的开放共享、互联互通，获得授权的各级医师能够对患者医疗健康数据进行实时调阅和全程跟踪，以便提供连续的诊疗服务。

采用了互联网技术，能够推进医疗机构的精细化管理，优化就医流程，改善患者体验，提供安全有效的诊疗服务。互联网技术在医疗机构的应用，能够加强对医疗机构整体绩效数据的收集、分析和应用，辅助建立完善的医院监管和评价体系，通过对服务行为、医疗费用、财务会计等大数据深入挖掘，提供医疗机构监管能力，辅助决策，引导公立医院体制改革持续深化，分级诊断必然会上一个台阶。

尤其是在帮助医务人员开展精准、规范的慢性病治疗和管理方面，以及提高医患双方的沟通互动、推动患者自我健康管理等方面，运用互联网具有重要意义。

当前，互联网新兴技术与健康医疗服务的深度融合，能够激发医疗机构创新业态和创新模式的改革，有利于实现健康服务体系的跨越式发展。国家政策对这一点是非常支持的。国务院在 2016 年 11 月 8 日发布了《关于进一步推广深化医药卫生体制改革经验的若干意见》中明确提出，在医疗体制改革的具体措施中，鼓励运用资源与健康医疗服务的深度融合，共促发展，这就意味着相关的技术、产品等在健康医疗服务领域将迎来新的发展机遇。互联网医疗具有新应用、新模式和新发展的探索意义，其在健康医疗服务领域的应用和探索对于促进全国人口健康医疗数据平台及规范健康医疗大数据应用具有重要意义。

在健康中国战略中，医疗大数据的应用就是需要基于"融合共享、互联互通"原则，这也是实现分级诊疗机制的重要基础条件，能够在分级诊疗过程中实现患者健康医疗数据的实时调阅和全程跟踪，以便提供连续的诊疗服务，更有利于健全基于互联网、大数据技术的分级诊疗信息系统，延伸放大医疗卫生机构服务能力，有针对性地促进"重心下移、资源下沉"。

互联网医疗实际上就是为医务人员的职业精神、社会责任赋予了一个新的技术表达方式。通过远程医疗帮扶基层医院，实现远程医疗与基层医院联网，实现病理影像、放射影像等数据的远程传输，远程诊断疾病，解决基层患者的看病就医问题。远程会诊中的医保支付比例与利益分配，可以借鉴国外经验，引入第三方诊断中心，实现医药分离、诊治共融，让政府、医院、药店各自的职能得以发挥，让各自的专业得以施展，这也是新时代的发展方向。

在互联网医疗中，远程医疗还有助于促进住院医师和专科医师培训的同质化。远程医疗可以提高基层医院的医生临床能力，提高基层医疗质量，实现患者就近就医，减少非医疗性就医成本。当然，目前远程医疗还需要更加规范管理，以确保医疗的安全性。同时，促进分级诊疗也需要解决两个基础性问题：一是培训同质化的专业医师，二是规划好职业前景。目前高水平的医生下基层很难，留在基层更难，有一种可行的办法，就是通过网络来实现高技术向基层有效延伸。

互联网医疗也为医改带来了更多的创新，信息技术、网络技术、移动技术及传感技术（物联网），以及数据分析等手段，使医疗健康服务能够及时、便捷、准确地惠及公众，给整个医疗行业带来了生态转变。这也是国家对互联网医疗越来越重视的根本动因。

随着一系列互联网利好政策的推出，社会资本、管理经验、相关资源等跨界涌入，有助于缓解医改的投入缺口；全新的互联网协作方式让医疗资源配置效率得以逐步提高，有助于改善医疗资源的错配、无效配置现象；互联网激发出的创新红利有助于调动医改主体的创业热情，为医改激发巨大的可能空间；此外，医患之间使用社交媒体互动交流，有助于提升公众健康素养。医疗机构借助互联网工具进行就医流程再造可以提高服务效率，有助于改善服务流程。利用云平台连接上下级医疗资源，推动分级诊疗，有助于让优质医疗资源及人才下沉延伸基层。落实"基层就诊、分级诊疗、双向转诊、急慢分治"的就医模式。"互联网＋"助力卫生医疗事业走向新的发展阶段，有助于人民群众的健康，有利于健康中国战略的目标实现，具有里程碑的意义。

三、网络医院给医生带来巨大机遇

2018 年 6 月份，广东省率先在全国出台实施《广东省促进"互联网＋医疗健康"发展行动计划（2018—2020 年)》（以下简称《计划》），首次允许医疗机构使用互联网医院作为第二名称，在实体医院基础上，运用互联网技术提供医疗服务。该《计划》指出，到 2020 年，互联网医疗的政策体系和基础设施支撑体系应在全省基本建立。届时，广东省的医疗健康信息可在政府、医疗卫生机构、居民之间共享应用，广东省的"互联网＋医疗健康"将走在全国前列。

而在这之前，以网名冠名的医院是注不了册的，社会上对网络医院存在争议，尤其是"魏则西事件"发生后，人们对网络医院心存余悸，看法很负面。而广东省提出以实体医院为基础，可以用网名作为第二名称，这为正规有实力的医院进军虚拟医院打开了制度窗口。无论是公立的还是民营的医院，只要有一个实体医院的证明与资质，将来都是可以开展虚拟医院业务的。这里的发展空间有多大，我们可想而知。

对于临床医生，网络虚拟医院可以带来多种机会。首先是多点执业的合法通道。有数据显示，截至 2018 年第一季度，国内共有约 4.5 万名医生进行了多点执业备案，虽然相比于中国的 200 多万医生，这些多点执业的群体还是少数，但总算开了好头。万事开头难，只要有一批医院、医生敢于去尝试，未来的路就会越走越宽。

据调查，当前多点执业的审批过程还比较烦琐，医生首先要自己选择一个执业归属地，要跟这个归属地点的医院或门诊部去商谈。在互联网医院多点执业中，医生则不需要选择地点，不需要跟医院去商谈，个人诊室就开在网上，患者可以来自世界上的任何一个地方。如果是以前在线下诊治过的老患者，这个老患者该来医院复诊的时候，医生可以在网上安排他来医院就诊；如果没必要来医院的时候，就可以安排在网上完成复诊。

多点执业可以让一名医生的实际业务效率提升一倍以上，并且促进他们重点把精力放在业务上，因为网络医院的平台上可是有患者评分的。医患评价在网上是开放的，医生治疗的水平效果如何、服务态度如何都是一目了然的，如果不改进服务态度，医术再高的医生也可能没有饭吃。

目前网络医院的服务体系还处在升级探索之中，比如处方审核环节，要组织处方审核团队，这个团队的责任与风险应如何处理？在组建医务科来负责医务管理审核，如何建立保障机制，是否要给所有的医生买医疗责任险？毕竟网络医院一旦出现医疗事故，要上升到法律层面，网络证据的认定与取舍都是一个新课题。

未来网络医院的诊疗行为主要有三种方式。首先是复诊，大量的复诊工作会迁移到互联网平台上来，因为它的效率很高，可以帮助整个医疗体系高效率运作，国外也在做这种尝试。其次是会诊，会诊可以通过两个医生的线上交流来实现，也不需要跑到医院的会诊中心去。网络平台上发来一张图片或视频，医生利用碎片化的时间，就能轻松地完成会诊。如果有必要，再进行面对面会诊。最后就是首诊，这个环节需要医生非常慎重，互联网医院在首诊上，更重要的应该是完成分诊和转诊。当然，也有些科室在网上首诊可能会有很大的发展空间，比如皮肤科、美容科等。现在手机拍照的效果已经非常精细了，有些医生通过照片就能获得很多疾病的信息。

现在拿到互联网医院牌照的医疗机构必须要有实体医院的牌照，但其诊疗科目写的可能是"仅做线上诊疗，不做线下诊疗"，这种定位主要是为将来线上医疗做准备的，因为线下医疗这个传统还是不能轻易改变的，这是传统医院的生存基础，开放传统医院使用同名网络医院，实际上还是考虑到扩大知名度与吸引病患数量的功能，通过网络平台实现医疗环节的前端服务，而后端服务放在线下能减少网络安全的风险，这样也使得医院在逐步适应互联网医疗方面更有信心。目前已经有了如乌镇互联网医院、贵州互联网医院、宁波云医院、广东省第二人民医院、好大夫在线等互联网医院了。

目前，已有很多医生开始在线执业。一些拿到了网络虚拟医院牌照的企业，开发了大量手机应用程序（APP），用来支撑互联网医院的各种功能。其中最重要的一个环节，就是通过 APP 开通执业医生网络多点执业的注册。截至 2018 年底，完成多点执业备案手续的可以开展执业的医生已经超过 4 万人，而且随着各地政策的开放，每月会新增数千人的规模，未来数年多点执业将成为主流，医生集团也会广泛出现，医院作为一个实体，其行政管理功能会逐步被弱化，这些新的变化对民营医院而言，都是巨大的机会。

其中，2016 年 2 月 16 日，浙江大学医学院附属第一医院正式启动"浙一互联网医院"，号称打造"全国首个公立三甲线上院区"。浙一互联网医院上线后，据《健康界》报道[1]，浙一互联网医院一年中共服务过 10123 名患者，完成 9774 次名医线上问诊、5670 次专科会诊，其中有刚出生两个月的婴儿，也有 93 岁的老人，且投诉率几乎为 0。截至 2018 年底，该互联网医院与浙江省内 20 家市县级医院、52 个县镇卫生院站点、64 家药店开展了协作。

互联网医院的出现，让你无论身在何处，都可以通过手机、iPad、个人电脑与网上的专家名医"面对面"远程门诊，或是线上付费、检查预

---

[1] 引自《浙大一院互联网医院上线一周年，新推七大平台》，《健康界》，2017 年 2 月 17 日。

约、住院床位预约、药物配送、慢病随访等，也可以坐等药物送到家里，实现足不出户看三甲大医院名医专家。这已经不是什么设想与神话了，已经变成了活生生的现实，数十年后，也许这将是医疗生态的主流。

四、互联网医疗的难点与重点在哪里？

借助互联网可连接、智能的特性，移动互联网医院平台、互联网医疗软件层出不穷，并因其随时随地都可使用，能够解决挂号、咨询等就医难题，受到人们的欢迎。作为移动互联时代的新生事物，"互联网＋医疗"引起了医疗界和相关管理部门的高度关切。

互联网医疗面临的一个困境是，这个行业的初期投入大，新的模式要求人们的思想行为方式有较大的转变，赚快钱不容易。跟看病买药相比，患者为咨询买单的可能性更低，即使买单了，费用也较低。只有进入了实际诊疗环节、复诊环节，盈利才能变得可能。国家 2017 年公布的单次门诊平均费用是 230 元，这里有很大一部分是药品经费和检查费。由于现行政策与技术的原因，网络医院还不太可能实现网上所有的环节商业化，有很多环节还是必须要在线下医院里面对面完成，而一旦走进医院的通路，这个收入就与平台基本没有关系了。尤其是公立医院，有时明明是通过网络平台获得的患者源，但公立医院并不想与网络医院平台的公司分享利润。所以，目前网络医院、平台还是以与民营医院进行商谈为主，民营医院会更加灵活，只要能给他们带来实际的患者，患者产生了实际费用，双方可签订明确的合约进行利润分配，这在民营医院中是可行的。因此，在网络医院中，民营医院会走得比较快，也是民营医院目前较好的切入方式。

众所周知，医疗活动的技术安全性与医患交流的"距离"密切相关，"距离"越小，技术安全性越高。医学技术和网络技术发展到今天，"距离"和安全性之间的关系仍未有根本性的改变，出于最大限度降低医疗技术风险、保证医疗安全性的考虑，国家早期在互联网医疗上，还是禁止医生向患者提供"互联网医疗诊治"的。这是难点之一。

在传统医疗诊治机制下，医生和患者无障碍、近距离的直接交流，尚未能有效解决医患矛盾，如果贸然放开"互联网医疗诊治"，客观上将使江湖游医、庸医恶医及各种医疗欺诈行为有更大的平台，医患关系可能变本加厉，医疗诊治的风险将空前放大，安全性将大幅降低。所以目前我国还是禁止医生通过互联网对患者进行直接的医疗诊治的。有些城市所尝试的互联网医疗，主要还是从复诊开始的。

我们再看看发达国家在这方面的探索，会发现国外的"互联网＋医疗"也经历了一个从禁止到解禁、从探索到成熟的过程。如美国远程医疗协会（ATA）制定了《远程医疗实践规范与指南》，各医疗行为都必须严格遵循这个指南，以保证医疗诊治行为的程序合法性与实体安全性。此外，关于互联网远程医疗与医保的对接、网上支付、医疗机构和医生的资质认定、远程医疗纠纷或事故的处理方法、患者权利的维护与救济等，都需要通过制定行业规则、技术规范和完善立法来加以保障。

远程医疗缺乏统一的技术标准和医疗规范，由于每家医院的规模不同，导致设备规格与系统存在差异，专家无法承担这种风险。这导致就算请到专家去做远程诊疗，大部分专家还是愿意建议患者去当地的大医院会诊。而且，远程医疗尚未有明确的法律进行责任认定，互联网的开放性易导致信息泄露、误诊、漏诊等现象的发生，这些现象制约着远程医疗的发展。

据工信部中国电子信息产业发展研究院直属的研究机构赛迪顾问2016年"医疗健康产业系列研究"的报告预测，至2020年，中国医疗健康产业总规模将超过8万亿元。与此同时，我国的远程医疗行业，还面临着平台风控能力较低、医疗租赁收入结构过于单一的问题。远程医疗至2018年底仍未纳入医保范围，究其原因在于各地医保体系相差太大，报销比例、保障范围、技术缺口不统一，这都是远程医疗面临着的需要解决的问题。

互联网医疗还需要加强监管：一是明确行为规范。要尽快研究出台规范互联网诊疗行为的管理办法，明确监管底线，同时按照深化"放管服"的要求，降低准入的门槛。但是要加强事中、事后的监管，确保医疗健康服务的质量。

二是要强化责任。防范风险最核心的问题是要各负其责，即谁提供互联网医疗健康的服务，谁就必须要负责任，所以我们要实行安全的责任制，这也是互联网医疗的一个基本原则。比如互联网医院的发展是以实体医疗机构为依托的，责任的主体还是医疗机构本身。

另外，在监管方面的原则是按照属地化管理，实行线上、线下统一监管，赛迪报告特别强调了第三方平台的责任，互联网医疗健康服务的平台等第三方机构，应该确保提供服务人员的资质要符合有关的规定，并且对所提供的服务承担责任。同时，要建立医疗责任的分担机制，也就是推行在线的知情同意告知，防范化解医疗风险。

三是提高监管能力。互联网医疗健康的工作或者行为，看起来好像不留痕迹，但实际上，互联网最大的特点就是能够全程留痕。一方面，国家将建立卫生健康行政部门的监管端口，所有开展互联网医疗服务的医疗机构和平台，需要及时将数据向区域的健康信息平台进行推送、传输和备份，卫生健康管理部门将通过监管的端口对互联网医疗行为进行动态的监管，保障互联网医疗服务依法依规开展，确保医疗质量和安全。

另一方面，要大力推进互联网可信体系建设，加快建设全国统一标识的医疗卫生人员和医疗卫生机构的可信医学数字身份、电子实名认证和数据访问控制信息系统，同时还要完善医师、护士、医疗机构电子注册系统，方便百姓的查询。通过这样一些措施做到"互联网＋医疗"服务产生的数据应该是全程留痕、可查询、可追溯的，同时能保证访问处理数据的行为可控、可管，确保患者的网络平台就医安全。

五、中国互联网医疗的发展历程

纵观中国互联网医疗的发展历程，大概可分为五个阶段①。

---

① 引用自《互联网＋医疗的发展历程》，大龙老师著。

第一个阶段是医院信息化与远程医疗试点。

其中，最早开始发展的是华西医院，华西医院从 2002 年开始搭建华西远程医学平台和远程医学系统，其网络连接和通信依靠的就是互联网。直至 2012 年，国家卫计委开始推进这项工作，华西远程网络已经覆盖 13 个省区的数百家医疗机构了。

第二阶段是移动技术改善院内服务体验。

以前信息化建设的重点是面向工作人员的业务系统，包括对医生、护理的应用，可移动的查房系统，床旁的医嘱执行等。自 2014 年起，移动互联开始走上前台，患者成为信息系统的用户，这一阶段信息化建设的重点主要是构建面向患者的服务应用，如大量开发医疗 APP，目前仅广州市就有十多个医院开通了自己的 APP，患者下载后可以在上面听讲座、预约挂号、查看检验结果等。

第三阶段是在线服务打通医院内外和医患双方。

其实这里所说的不只是在线服务，还包括线下服务，这就要求医院把服务要素进行整合，把医患沟通的在线和在位也进行整合。这一阶段主要是从 2016 年开始，目前较多应用在康复治疗、医养结合等方面。

第四阶段是移动终端随时随处关注健康。

现在的手机已经成为多功能的移动终端，老百姓可以随时随地关注健康，获取服务。这一阶段也是由 APP、微信小程序等各种应用开始的。

第五阶段是从单纯的技术走向完整的商业模式。

这个阶段开始整合金融、设备租赁、医学技术转让等多种功能，属于全新的模式，目前仍处于前期的探讨之中。总体而言，目前互联网医疗的发展还主要只起辅助作用，患者的需求是能享受到医生优质而又快捷的诊断，这才是"互联网＋医疗"的终极目标。

从政策层面来看，在支持互联网医疗政策方面，国家近年主要出台了以下这些文件。

2014 年 8 月 29 日，国家卫生计生委发布《关于推进医疗机构远程医疗服务的意见》。该文件要求地方各级卫生计生行政部门要将发展远程医疗服务作为优化医疗资源配置、实现优质医疗资源下沉、建立分级诊疗制度和解决群众看病就医问题的重要手段并积极推进；将远程医疗服务体系建设纳入区域卫生规划和医疗机构设置规划，积极协调同级财政部门为远程医疗服务的发展提供相应的资金支持和经费保障，协调发展改革、物价、人力资源社会保障等相关部门，为远程医疗服务的发展营造适宜的政策环境；鼓励各地探索建立基于区域人口健康信息平台的远程医疗服务平台。该文件明确了远程医疗服务项目，包括远程病理诊断、远程医学影像（含影像、超声、核医学、心电图、肌电图、脑电图等）诊断、远程监护、远程会诊、远程门诊、远程病例讨论及省级以上卫生计生行政部门规定的其他项目。此外，医疗机构具备与所开展远程医疗服务相适应的诊疗科目及相应的人员、技术、设备、设施条件的，可以开展远程医疗服务，并指定专门部门或者人员负责远程医疗服务仪器、设备、设施、信息系统的定期检测、登记、维护、改造、升级，确保远程医疗服务系统（硬件和软件）处于正常运行状态，符合远程医疗相关卫生信息标准和信息安全的规定，满足医疗机构开展远程医疗服务的需要。

2015 年 1 月 15 日，国家发展改革委办公厅、国家卫生计生委办公厅发布《关于同意在宁夏、云南等 5 省区开展远程医疗政策试点工作的通知》。该文件明确了省院合作远程医疗政策试点工作实施要点，要求各试点省区人民政府要支持省院合作远程医疗政策试点工作，在政策、资金等方面加大支持力度，及时总结宣传试点经验，为在全国推广应用远程医疗提供实践基础和经验借鉴。同时，各试点省区要在远程医疗的操作规范、责任认定、激励机制、服务收费、费用报销等方面，研究制定适用于远程医疗发展的相关政策、机制、法规和标准，探索市场化的远程医疗服务模式和运营机制。

2015 年 3 月 6 日，国务院办公厅印发的《全国医疗卫生服务体系规划纲要（2015—2020 年）》中提到，要积极应用移动互联网、物联网、云计算、可穿戴设备等新技术，推动惠及全民的健康信息服务和智慧医疗服务，推动健康大数据的应用，逐步转变服务模式，提高服务能力和管理水平；

全面建成互联互通的国家、省、市、县四级人口健康信息平台，实现公共卫生、计划生育、医疗服务、医疗保障、药品供应、综合管理等六大业务应用系统的互联互通和业务协同；积极推动移动互联网、远程医疗服务等发展。

2015年7月4日，国务院发布《关于积极推进"互联网＋"行动的指导意见》，提到在健康医疗等民生领域互联网应用要更加丰富，公共服务更加多元，线上线下结合更加紧密；要加快发展基于互联网的医疗、健康、养老、社会保障等新兴服务，创新政府服务模式，提升政府科学决策能力和管理水平。

2015年9月8日，国务院办公厅印发《关于推进分级诊疗制度建设的指导意见》，要求提升远程医疗服务能力，利用信息化手段促进医疗资源纵向流动，提高优质医疗资源可及性和医疗服务整体效率，鼓励二、三级医院向基层医疗卫生机构提供远程会诊、远程病理诊断、远程影像诊断、远程心电图诊断、远程培训等服务，鼓励有条件的地方探索"基层检查、上级诊断"的有效模式；促进跨地域、跨机构就诊信息共享；发展基于互联网的医疗卫生服务，充分发挥互联网、大数据等信息技术手段在分级诊疗中的作用。

2016年4月26日，国务院办公厅发布的《深化医药卫生体制改革2016年重点工作任务》要求，选择具备条件的地区和领域先行推进健康医疗大数据应用试点；整合健康管理及医疗信息资源，推动预约诊疗、线上支付、在线随访以及检查检验结果在线查询等服务，积极发展远程医疗、疾病管理、药事服务等业务应用。

2016年6月24日，国务院办公厅发布的《关于促进和规范健康医疗大数据应用发展的指导意见》中提到，要大力推动政府健康医疗信息系统和公众健康医疗数据互联融合、开放共享，通过"互联网＋健康医疗"探索服务新模式、培育发展新业态，努力建设人民满意的医疗卫生事业，为打造健康中国、全面建成小康社会和实现中华民族伟大复兴的中国梦提供有力支撑。该文件还提出，中国短期内的互联网发展目标为：到2017年底，实现国家和省级人口健康信息平台以及全国药品招标采购业务应用平台互联互通，基本形成跨部门健康医疗数据资源共享共用格局。到 2020 年，建成国家医疗卫生信息分级开放应用平台，实现与人口、法人、空间地理等基础数据资源跨部门、跨区域共享，医疗、医药、医保和健康各相关领域数据融合应用取得明显成效；统筹区域布局，依托现有资源建成 100 个区域临床医学数据示范中心，基本实现城乡居民拥有规范化的电子健康档案和功能完备的健康卡，健康医疗大数据相关政策法规、安全防护、应用标准体系不断完善，适应国情的健康医疗大数据应用发展模式基本建立，健康医疗大数据产业体系初步形成、新业态蓬勃发展，人民群众得到更多实惠。

2016 年 10 月 15 日，中共中央、国务院印发了《"健康中国 2030"规划纲要》，其中第六篇第十八章提到，要发展健康服务新业态，要积极促进健康与养老、旅游、互联网、健身休闲、食品融合，催生健康新产业、新业态、新模式，这是互联网医疗首次被提到国家战略层面。

2016 年 11 月 7 日，工业和信息化部、国家发展改革委、科技部、商务部、国家卫生计生委和国家食品药品监管总局共同发布了《医药工业发展规划指南》，提出要大力推动"互联网＋医疗"，发展智慧医疗产品。

2017 年 1 月 9 日，国务院发布《"十三五"深化医药卫生体制改革规划》，要求大力推进面向基层、偏远和欠发达地区的远程医疗服务体系建设，鼓励二、三级医院向基层医疗卫生机构提供远程服务，提升远程医疗服务能力，利用信息化手段促进医疗资源纵向流动，提高优质医疗资源可及性和医疗服务整体效率；推进大医院与基层医疗卫生机构、全科医生与专科医生的资源共享和业务协同，健全基于互联网、大数据技术的分级诊疗信息系统。

2017 年 1 月 17 日，国家卫生计生委发布《2017 年卫生计生工作要点》，启动"互联网＋医疗"行动计划，推广使用"健康××"APP，推动网上预约、候诊提醒、自助缴费、健康档案查询等便民服务功能开通使用，通过不断提高信息化服务水平，改善患者就医体验，增强群众获得感。

2017 年 5 月 8 日，卫计委发布《互联网诊疗管理办法（试行）》（征求意见稿）和《关于推进互联网医疗服务发展的意见》（征求意见稿），对互联网诊疗进行了规范和限制。两份征求意见稿强调远程医疗只能在医疗机构之间开展，并拟定"此前设置审批的互联网医院、云医院、网络医院等应在办法发布后 15 日内予以撤销"等条款。

2017 年 9 月 29 日，国务院发布《关于取消一批行政许可事项的决定》，取消了互联网药品交易服务企业（第三方）审批。

2017 年 11 月，食品药品监管总局办公厅发布《关于加强互联网药品医疗器械交易监管工作的通知》，要求建立完善互联网药品、医疗器械交易服务企业（第三方）监管制度，按照"线上线下一致"原则，规范互联网药品、医疗器械交易行为。同时，明确食品药品监管总局不再受理互联网药品交易服务企业（第三方）审批的申请。

2018 年 4 月 16 日，国务院召开常务会议，审议并原则上通过了《关于促进"互联网＋医疗健康"发展的指导意见》。该文件鼓励"互联网＋医疗健康"发展，支持互联网从医疗服务、公共卫生、家庭医生签约、药品供应保障、医保结算、医学教育和科普、人工智能应用等七方面与医疗健康产品相结合。同时，强调将完善"互联网＋医疗健康"支撑体系，并加强对互联网＋医疗健康的监管。

同期，国家卫健委改革重点显示，要制订促进"互联网＋医疗卫生"发展的指导性文件，构建互联互通的全民健康信息平台。

2018 年 6 月，国家卫健委印发《关于进一步改革完善医疗机构、医师审批工作的通知》，其中提到，要优化医疗机构诊疗科目登记，在保障医疗质量安全的前提下，医疗机构可以委托独立设置的医学检验实验室、病理诊断中心、医学影像诊断中心、医疗消毒供应中心或者有条件的其他医疗机构提供医学检验、病理诊断、医学影像、医疗消毒供应等服务。这一制度为互联网医疗中的核心问题——设备及检验资料数据共享提供法律依据。

2018 年 6 月 20 日，国家卫健委就医疗领域"放管服"改革主要举措和医疗机构电子化注册管理改革进展举行的发布会上，再次强调在推进医疗领域供给侧结构性改革方面，将不断培育新业态新模式，丰富医疗资源供给。

2019 年 8 月 12 日下午，国务院办公厅发布《全国深化"放管服"改革优化营商环境电视电话会议重点任务分工方案的通知》要求，采用政府和市场多元化投入的方式，引导鼓励更多社会资本进入服务业，大力发展"互联网 + 教育"、"互联网 + 医疗"等服务。2020 年底前落实互联网诊疗和互联网医院管理相关政策，推动二级以上医院普遍提供分时段预约诊疗、诊间结算、移动支付等服务。

2019 年 8 月 26 日，十三届全国常委会第十二次会议表决通过了新修订的《药品管理法》。根据新版《药品管理法》，疫苗、血液制品、品、药品等国家实行特殊管理的药品不得在网络上销售，处方药并不在其列，为实践探索留有空间。

2019 年 8 月 30 日，国家医保局发布《关于完善"互联网 + "医疗服务价格和医保支付政策的指导意见》，首次将"互联网 + "医疗服务价格纳入现行医疗服务价格的政策体系统一管理，对于符合条件的"互联网 + "医疗服务，按照线上线下公平的原则配套医保支付政策。互联网诊疗首次纳入医保支付后，慢性病、常见病的诊疗将加快实现线上化，将加速互联网诊疗的普及。

六、民营医院融入智慧医疗的基本方案

在"互联网 + 医疗"的冲击下，智慧医疗将成为医院行业的主要生态。民营医院也将全面融入其间，在不断融入智慧医疗的过程中，民营医院的组织结构将发生重大调整与变化，主要有以下几个方向。

一是要建设分级诊疗平台。

按照疾病的轻、重、缓、急及治疗的难易程度进行分级，不同级别的医疗机构承担不同疾病的治疗，实现基层首诊和双向转诊。这不仅可以实现省、市、县的远程多学科会诊，并且设定了基于分级诊疗的转诊标准，患者在基层医疗机构、县级医疗机构的就诊信息，均能在分级诊疗平台中

被上级医院查阅，实现了信息的互联互通。当基层患者达到转诊标准，可以在平台上"一键转诊"，转诊医院系统将自动为其优先安排床位等；当患者完成治疗转回当地时，也可以通过"一键转诊"对接床位信息等。

二是要建设去中心化的病理会诊中心。

一直以来，病理远程会诊都是在医院与医院之间进行，患者如果想要会诊都需要去当时就诊的医院办理会诊手续，会浪费大量的时间和金钱。浙大一院互联网医院正在将这种医院与医院之间的关系变为患者与医院的关系，即使在家里，患者只要拿着手机提供有效证明、提供就诊医院、病理号等信息，就可以完成浙大一院的远程会诊服务。当然，也可以去其他互联网医院就诊，去中心化选择明显。

三是要建设国际影像会诊中心。

患者拿着一袋 CT 片到处找专家的时代正在发生变革。随着医院之间的"云"连接，只要在互联网医院就诊过，患者就可以凭个人有效证件调取在基层医院的影像资料，由网上的影像专家给出权威的诊断，诊断甚至可跨国界。

四是要建设医院护理学院①。

手术后出院了，但伤口还没完全长好，回家应如何护理？孕妇的护理知识，是否能通过在家里"上课"获得？护理的特殊性在于出院后不代表可以中断相应的护理，如新生儿降临后，护理新生儿的焦虑会持续伴随着新手爸爸妈妈们几个月，甚至几年，虽然医院可能开设专门的孕妇课堂，但坐月子时行动不便或路程太过遥远等因素约束着新手爸爸妈妈们。互联网护理云学院可以为基层医院患者提供远程护理指导和护理会诊服务，提高卫生服务质量和可及性，帮助患者改善健康状况和减少再入院率，降低医疗费用，提高患者满意度。

五是要建设老年健康管理中心。

通过社区信息化网络建立老年医疗保健群，让医生及老年患者共同参

---

① 引自《七大"卫星"平台全新上线助推改善医疗服务行动计划》，HIT 专家网，2017年2月16日。

与，为居家老年人及其护理者提供老年医疗知识的宣教、咨询、培训和便捷的网络医疗保健服务，在线为老年人疏导健康问题，提高居家老人的生活质量，提升老年人的健康水平。

六是要建设慢性病管理中心。

医疗大数据技术的发展为慢性病管理带来了新的方向、新的突破，通过对诸如心血管疾病等常见病、多发病的线上数据监控，实现慢性病管理精细化并提高管理效率，最终达到更好的二级预防效果。

七是要建设处方审核和药物治疗管理中心。

实现区域电子处方审核和不合理用药的监测和预警，可以保障临床用药的安全、有效、适宜、经济，规范医疗行为，节省有限的医疗资源。同时，还能实现对个体患者的用药评估和指导，保障个体患者的用药安全。

民营医院要充分利用自己的优势与互联网巨头结盟，实现优势互补，共同进军互联网医疗行业。因为中国的互联网巨头十分重视医疗行业，也陆续带着巨大的资本进军互联网医疗，民营医院要抓紧机遇。

据赛迪顾问 2019 年研究报告测算，2018 年中国互联网医疗行业市场规模已约 491 亿元，同比增长 51.08%。目前互联网医疗产业链已逐步成形，在线挂号及问诊企业已从流量争夺进入到了医疗资源扩张的比拼阶段。

阿里健康 2019 年财报（2018 年 3 月至 2019 年 3 月）显示，公司电商类业务达 50.45 亿元，占公司营收比例达 99%；京东健康披露的数据称，目前公司实现营收过百亿元，大部分营收来自药品电商业务；平安好医生今年上半年实现营收 22.73 亿元，其中健康商城贡献营收 14.54 亿元。

2014 年，腾讯斥资 1.7 亿美元入驻丁香园和挂号网。从天猫医药馆到支付宝牵手海王星辰，阿里巴巴一直想借用移动医疗打开通往未来医院的大门。此外，百度、小米等互联网知名企业也都在纷纷布局。

七、智慧医疗将面临跨界参与

互联网时代一个重大特征是，能通过技术来重组不同行业之间的流程，这也让跨界侵入成为可能。如腾讯的微信出现后，我们在微信中就可以与他人通信，对移动、联通这些老牌的通信企业产生了重大影响。互联网医疗行业也一样面临这样的跨界参与。

那么互联网巨头是如何参与互联网医疗的呢？我们来看一下 2018 年 6 月 21 日的人民网的报道。

腾讯在深圳发布首个 AI 辅诊开放平台

2018 - 06 - 21 17：04 人民网 - 深圳频道

人民网深圳 6 月 21 日电（陈育柱）　6 月 21 日，腾讯在深圳正式发布首个 AI 医学辅助诊疗开放平台（以下简称"AI 辅诊开放平台"），宣布开放旗下首款 AI + 医疗产品"腾讯觅影"的 AI 辅诊引擎，助力医院 HIS 系统（医院管理信息系统）、互联网医疗服务实现智能化升级，构建覆盖诊前、诊中、诊后的智慧医疗生态。

据介绍，作为腾讯首个将人工智能技术应用在医学领域的产品，"腾讯觅影"具备 AI 医学图像分析和 AI 辅助诊疗两项核心能力，与国内 100 多家顶尖三甲医院达成了合作。

"腾讯觅影"AI 辅诊引擎通过模拟医生的成长学习、积累医学诊断能力，能辅助医生诊断、预测 700 多种疾病覆盖全学科，涵盖了医院门诊 90% 的高频诊断。

目前，"腾讯觅影"AI 辅诊引擎储备了约 50 万医学术语库，超过 20 万医学标注数据库，超过 100 万术语关系规则库，超过 1000 万健康知识库，超过 8000 万高质量医疗知识库以及超过 1 亿的开放医疗百科数据，涵盖了绝大部分对外公开的权威医学知识库。

通过开放接口，医疗信息化厂商可以将"腾讯觅影"AI 辅诊引擎与医院的 HIS 系统融合，让医院 HIS 系统具备 AI 辅诊能力，实现医院内部数据与应用的共享共通，实现医院 HIS 的智能化。其中，临床辅助决策支持系统（CDSS）应用 AI 辅诊能力后，将辅助医生提升对常见疾病的诊断准确率和效率，并为医生提供智能问诊、参考诊断、治疗方案参考、意图分析、辅助知识库和结构化电子病历等辅助决策服务。

依托"腾讯觅影"AI 辅诊引擎和微信智慧医院生态，医院和医疗信息化厂商能实现移动医疗服务的智慧化升级，在诊前通过 AI 导诊、AI 分诊预诊，提升诊前信息收集的精确度和效率，诊后 AI 随访等新的应用场景也可以在诊室之外实现医生与患者的智慧化沟通。

智业软件与厦门大学附属第一医院上线的智能导诊服务"小嘉医生"，则是首批"腾讯觅影"支持的智能化应用之一。患者只需关注"厦门大学附属第一医院互联网医院"微信公众号，选择【就医服务】菜单栏中的【智能导诊】，语音描述或打字输入症状，只需等待几秒钟，"小嘉医生"即可为患者精准匹配科室和推荐专业相符的医生，轻松挂号。

在腾讯 AI 辅诊开放平台的发布现场，腾讯还分别与智业软件、山东顺能、广州海鸥、金蝶医疗、健康 160 等医疗信息化厂商及其合作医疗机构签署了人工智能战略合作协议。据悉，上述 5 家医疗信息化厂商服务医疗机构近千家，在国内医院 HIS 系统及移动医疗服务市场占据领先位置。

此次多方合作签约中，包括厦门大学附属第一医院、山东省立医院、安徽省第二人民医院、南方医科大学深圳医院、香港大学深圳医院、宝安中医院集团、深圳市萨米医疗中心、中国科学院大学深圳医院、宝安区妇幼保健院、龙岗区妇幼保健院等将成为腾讯 AI 辅诊开放平台的合作医疗机构。

腾讯副总裁陈广域表示，希望"腾讯觅影"能成为医院和医疗信息化厂商的"工具箱"，助力医疗行业打造面向下一代智能医疗服务的"超级大脑"。

在此之前，国家科技部明确表示，要依托腾讯承建国家新一代人工智能开放创新平台。"腾讯觅影"AI 辅诊引擎通过仿真医生的成长学习、积累医学诊断能力，能辅助医生诊断、预测 700 多种疾病覆盖全学科，涵盖了医院门诊 90% 的高频诊断。与人类医生的学习路径相似，从而让机器成为医生的专业决策辅助工具。

目前，"腾讯觅影"AI 辅诊引擎储备了约 50 万医学术语库，超过 20

万医学标注数据库，超过100万术语关系规则库，超过1000万健康知识库，超过8000万高质量医疗知识库以及超过1亿的开放医疗百科数据，涵盖了绝大部分对外公开的权威医学知识库，能实现医院内部数据与应用的共享共通，实现医院HIS的智能化。其中，临床辅助决策支持系统（CDSS）应用AI辅诊能力后，将辅助医生提升对常见疾病的诊断准确率和效率，并为医生提供智能问诊、参考诊断、治疗方案参考、意图分析、辅助知识库和结构化电子病历等辅助决策服务。未来，通过腾讯AI辅诊开放平台，"腾讯觅影"的AI辅诊能力将帮助医院以及医疗信息化厂商实现智能化，打造自己的"医疗超级大脑"，构建覆盖诊前、诊中、诊后的智慧医疗生态。

有专业人士分析认为，未来主导医疗市场的一定不是BAT（指百度、阿里巴巴与腾讯三家大型互联网公司），因为互联网企业是无法专一于医疗行业的。对于互联网企业而言，他们有太多事情要应付了。互联网企业要靠他们的平台进入各个领域而不是某个行业，而且当进入一个专业性很强的行业时，会面临很多的监管层面。而对于患者而言，只有需要用这个产品时，才需要他们的流量，而且这种流量的转换并不会给BAT带来直接的收益，但未来真正能资本化运作互联网医疗的，最大的潜在买家可能会是BAT他们，他们如果想进入更多的"互联网＋行业"，他们也真的会付出巨额的收购资金。

再如，2018年6月25日，阿里健康连续爆出两笔具有风向标意义的投资：一是与漱玉平民大药房正式签订增资协议，投资额达4.54亿元，股权占比为9.34%；二是与华人健康签订战略合作协议，深耕区域医药零售市场。图3为阿里巴巴进军医疗行业的投资图谱。这些都是民营医院的巨大商业机会，尤其是未来在医药新零售、医药O2O、处方外流等业务上，互联网巨头企业肯定会陆续与民营医疗机构抱团发展，一起做大做强。

疾病预防将是未来我国卫生与健康防治工作的重点。互联网的优势主要体现在健康大数据上。通过互联网技术进行医疗信息的横向、纵向整合，这是大健康、大数据得以建立的基础，这些数据不仅包括人群的基本信息，还包括个人在医院、医疗机构，以医保（医疗保险）等信息，这不仅对个人健康管理的意义重大，对健康产业的发展也意义重大。

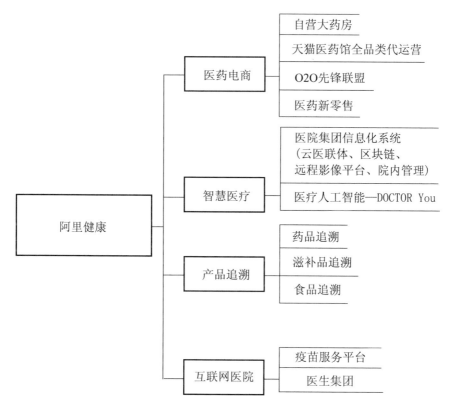

图 3　阿里巴巴进军医疗行业的投资图谱

其次，大数据会促进医疗智能设备产业迅速发展壮大。例如高血压的患者，在家庭使用穿戴设备进行自我检测和管理时，个人的健康行为从被动变成了主动，健康变得更容易获得与保持。大数据技术在这方面的运用前景广阔。

随着"线上"的互联网技术给医疗模式带来了新的改变，医生编制也会慢慢取消，民营医院借助互联网会更加快速赶上公立医院的水平，这些都会对"线下"行业带来巨大冲击。未来的医疗市场将会以社会为主导，即更多的是靠社会资源来提供医疗服务，私立医院会增多，公立医院将会降到次要地位，医生执业也会有更多的选择。

八、互联网医疗生态的主要趋势①

医疗作为不易受经济波动影响的刚需行业，一直以来都备受资本市场的追捧，特别是当互联网医疗这一新概念的诞生，其便捷、高效的优势必将对传统医疗服务行业带来颠覆性的变革。中国"互联网＋医疗"自产生以来发展十分迅速，互联网医疗市场规模从 2009 年的 2 亿元激增至 2018 年底的 491 亿元，同比增速高达 51.08%。目前互联网医疗产业链已逐步成形，在线挂号及问诊企业已从流量争夺进入到了医疗资源扩张的比拼阶段。

基于医疗刚性需求的不断扩大，更多优质细分服务的出现，以及用户对于健康管理意识的增强，互联网医疗正以前所未有的速度快速发展。照这样的发展态势，预计 2020 年底，我国联网医疗市场规模有望达到 900 亿元，创下互联网医疗行业新的纪录。

根据当前我国互联网发展形势以及未来发展方向，前瞻分析认为，短期内我国互联网医疗整体呈现以下八大趋势。

互联网中医药前景广阔。

在互联网医疗领域，互联网中医药仍处于起步阶段，互联网中医的创业虽然比较活跃，但大多数创业公司仍处于初创阶段。即使在新兴的互联网医疗领域，相比几大已经晋级亿元级的行业巨头，互联网中医创业公司也是比较弱小的。随着发展中医药成为国家战略，以及屠呦呦获得诺贝尔奖在社会上推动了一波中医热潮，社会对中医药的关注达到前所未有的高度，互联网中医的未来前景广阔，潜力巨大，将成为互联网医疗领域新的发展方向。

准确定位用户，在满足用户健康刚需的基础上打造差异化产品。

随着人们对自身健康的重视程度和医疗健康支出的不断提高，以及各类慢性病、危重疾病的发病率攀升及年轻化趋势，针对特定人群的移动医疗健康细分市场会迎来新一轮爆发式发展。

健康医疗呈现垂直多元化，这也相应增加了产业的参与机会。同时，健康医疗将向更加注重患者参与的方向发展，并逐渐脱离传统医疗环境。这让用户不管身在何处——家里、办公室、健身房或是车里，医疗与健康

---

① 引用自《互联网医疗行业发展前景预测，短期呈现七大发展趋势》，作者张家振。

管理都能触手可及。

商业保险企业入场，优化互联网医疗健康行业生态链。

2015 年，国家发布了三大关于个人税收优惠健康险的相关政策，以及美国互联网医疗健康市场的商业运营模式，在一定程度上启迪了我国互联网医疗健康服务方探索"雇主＋药企＋商业保险"的新支付方式。

市场将掀起并购潮以期与资本市场深度对接。

面对目前产品同质化较严重的现象，移动医疗健康行业可能会掀起一轮横向整合、并购风潮。资本巨头的进入将从另一个层面极大地促进整个市场的发展，完成对行业更深层次的渗透。

线上线下融合将进一步深入。

具备线下医疗资源整合能力的健康医疗类应用将在未来更具优势，可以预言，线上、线下相互融合的 O2O 医疗模式应用将在市场上拥有更大的竞争力。

随着互联网因素的渗透，医疗健康的发展将由临床治疗向预防保健转变，由仅在医院就诊向全方位健康管理过渡。利用"互联网医疗"让有限的资源惠及更多民众将成为互联网经济的一片新"蓝海"。而医疗基础信息的整合与共享，智能硬件、大数据等技术的充分应用，将有效实现对个人健康的全面监护。移动医疗健康行业将进一步推进分级诊疗，加强与一线医院、社区医院等医疗服务机构的合作，优化医疗医院资源配置。

医药电商将迎爆发式发展。

随着处方药电子商务销售和监管模式的创新以及互联网延伸医嘱、电子处方等网络医疗健康服务的应用，处方药网售权限有望开放，医药等企业也将更多地利用电子商务平台优化采购、分销体系，提升企业经营效率。医药电商的发展可以进一步推动医药分离，通过互联网有效降低药品销售对医院渠道的依赖性，从而打造完整的购药电商平台生态，医药电商有望迎来爆发式增长。

数据的价值将进一步放大。

医疗健康的核心在于数据，企业对于数据的重视度将会极大提升，随着在线问诊平台、互联网医院、区域医疗信息化平台等大平台逐步搭建完成，企业将积累百万级甚至千万级的医疗基础数据，通过数据挖掘与数据分析进而构建独特的商业模式将对这类企业的发展有极大的促进作用。

5G 为互联网医疗应用提速提质

如今，5G 已经应用在中国的医疗、教育、养老等多个领域。例如，南方医科大学深圳医院、北京天坛医院完成首例神经介入 5G 远程手术。2019 年 11 月在深圳举行的高交会展示了多款 5G 应用①。其中，5G 远程超声空中诊室项目可以把三甲医院的超声科"搬到"农村，基层医生只需要一台便携式彩超就能通过图像、语音等实时同步向专家发起超声远程会诊。

2019 年 9 月 11 日，由深圳市医师协会呼吸内科医师分会主办的"5G 视频大查房"，在深圳市人民医院顺利完成，这也是深圳市首次正式使用 5G 网络进行视频大查房②。据中国电信方介绍，深圳到 2019 年底前要建 5000 个 5G 基站，明年还要建设一万个。随着一大批 5G 基站布局，未来远程巡房、在线诊断、远程专家会诊将成为发展趋势。

---

① 引自《深圳高交会刮起 5G 应用风 业界看好应用前景》，中国新闻网，2019 年 11 月 15 日。
② 引自《深圳首次使用 5G 网络进行视频大查房》，南方都市报，2019 年 9 月 11 日。

资本观察篇

ZIBENGUANCHAPIAN

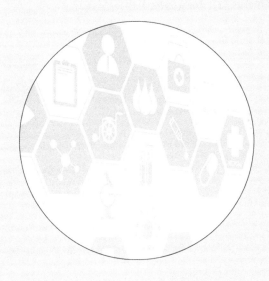

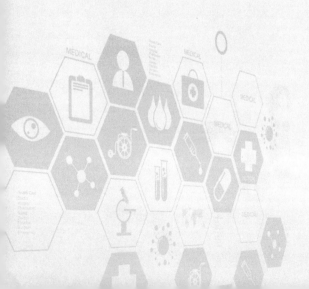

第十六章
民营医院上市的基本路径

医疗卫生涉及每个人的生老病死，国家将其设定为重要民生工程，强调全民公益性，公立医疗卫生机构承担了这种职能。但随着医疗改革的深化，患者对医疗机构的需求开始分化，医院的性质与定位也日渐多元。公益性医疗机构强调普惠性，营利性医疗机构则更强调个性化医疗服务需求，这就让医疗卫生事业不再是一门独家生意。其中，在民营医院的群体中，那些以提供个性化服务强调营利的医院，注定摆脱不了投资与回报的经济性诉求。

有这个诉求的医疗机构就会在经营过程中始终面临一大命题：在寻求投资回报与可持续发展之间，该不该借助资本的力量，让医疗机构成为股份制公众企业（即上市公司）。现在中国的资本市场推行多层次化，医疗机构要想上市，到底是去上主板、中小板，还是创业板、新三板呢？甚至有些医疗机构还会考虑去境外上市融资。

一家民营医院是否要上市？如何上市？这是每一个有意涉足医疗行业的投资者必须面临的现实问题，如何权衡医疗服务行业资本运作中的优势与劣势，值得我们深入研讨。

一、财团大肆收购医院的背后

最近几年，中国资本市场出现过一股资产并购风潮。以上市公司为代表的资本方，斥巨资收购民营医院的股权已经屡见不鲜。如上市公司悦心健康（002162 SZ），主业本来是陶瓷行业，但这家上市公司在 2016 年斥资 9 亿多元买下三家县级运行良好的民营医院 100% 股权，从而由陶瓷制造商向区域健康综合体转型。这起交易涉及的三家县级医院的估值为 9.17 亿元，交易完成后三家医院成为悦心健康的全资子公司。被收购的三家医院，在收购协议中承诺自 2017 年起未来三年，每年的净利润不低于 7250 万元、9800 万元及 11 050 万元。可见，县级基层医院的盈利还是不错的。

收购方悦心健康通过此次收购重组，在建设"区域健康综合体"过程之中，整合了当地的优秀医疗资源，从而延伸到康复、养老、临终关怀等各个方面，全面实现向医疗行业转型。该企业称，陶瓷行业周期性强，近年已经出现利润不稳定的情况，而医疗服务业的持续营利性强，有利于改善上市公司财务状况，避免同业竞争。

像上述的资本收购案例，在近年并不是少数，据中国资本市场 2016—2017 年的报告显示，A 股中的医疗卫生类（不含生物制药类）上市公司已经超过 30 家，总市值超过 1 千多亿。另外，非医疗类的上市公司参股医疗卫生事业的企业已经突破 300 家，每年还按 15% 的速度增加，对卫生医疗行业的投资已经成为许多财团资本的标准配置。如上市公司同方股份（600100 SH）主业是电子信息，2016 年以 44 亿美金的天价收购血液制品公司股权，成为当年国内最大的一笔医疗保健投资个案。再如复兴医药，继 2011 年收购安徽、湖南两家民营医院后，2012 年，复兴医院又在江苏收购宿迁钟吾医院 55% 的股权。复星医药目前投资的重点目标是国内中等规模的民营医院，通过提升管控能力，将来为市场提供高端市场化的民营医疗服务，并实现公司的内生性增长。

投资界有一句经典名言：世上没有无缘无故的爱。资本为什么青睐以前本是冷门的医疗市场呢？从根本上讲，这与国家的医疗体制改革分不开。随着"新医改"大力推进分级诊疗，鼓励社会资本办医，提倡多元办医体系和格局等政策的落实，医疗行业由冷门炒成热点。尤其是《国务院办公厅关于进一步鼓励和引导社会资本举办医疗机构意见的通知》（国办发

〔2010〕58 号）出台后，全面打响了社会资本介入医院产业的发令枪，实际上在医疗行业悄然打开了一道"国退民进"的大门。另外，在医保付费方式改革等政策助推下，医院产业的生存规则开始有所改变，效率与成本已经成为核心的竞争要素，这与资本的逐利性已经暗自契合。如 2018 年 8 月 5 日，医疗板块的上市公司华大基因（300676 SZ）对外公告，原地产公司的万科董事长、创始人王石正式出任集团联席董事长，连地产大佬都进场了，示范效应可想而知。

从细分市场来看，在医疗行业的专科市场，差异化的竞争战略为民营资本的生存提供了良好的环境，眼科、妇产科、体检、整形美容等领域率先引领投资热点。公立医院改革的推进，也为各路资本试水综合医院带来了历史契机，中等规模医院在市场上开始与资本进行了首轮融合。用"群雄逐鹿"来形容资本正在大举进军医疗服务行业，一点不算夸张。

这些投资热点的背后也暗含投资之道。首先，兴办医疗的用地属性不等同于商业，地价一般只有商业地价六成左右，资本进入后，等于低价拿地，而现在一线城市的地价，几乎每年上涨幅度都会超过 30%，精明的资本家们早就看到了这里面的门道。其次，现在中国的大中城市已经步入老龄化阶段，国家鼓励兴建养老院，很大原因是因为国家在养老上的投入上已经落后于市场需要，在政策上给予一定的优惠条件鼓励民间资本进来也算是一种弥补财政投资上的历史欠账的办法。如在广东地区，兴办医养结合的养老院，每张床位最高能补贴一万元，而且三年内还可享有多项税收优惠政策。这已经吸引了如万科、恒大、颐和等众多地产公司陆续携巨大资本进入了养老地产行业。而名企介入效应又带来了更多的资本蜂拥进入，现在越来越多的非医疗企业开始介入医养结合领域，如养老公寓、养老院、体检中心等，其背后都有财团资本在积极推动。这些资本进入之后，目的是为实现本身的保值和增值。有些资本是自己投钱自己建设，有的则是通过收购兼并的方式介入。

但世界上的事物往往都是一把双刃剑，对于从未管理过医院的财团资本来说，如果是收购兼并做财务投资还好，如果是自己独立经营一个全新的行业，若缺少较好的班底与经营团队，就很难经营好医院、管理好医生，投资回报就存在一定的风险。在投资医疗热的背后，投资者们一定要有非常清醒的认识。

二、医疗机构如何选择资本市场

医疗机构上市融资早已不是什么新鲜事。上市融资既是医疗机构本身追求可持续发展的需要，也是投资医疗机构的各路资本溢价退出的需要。上市有多种选择，哪一类资本市场符合要求，这就需要不同情况不同对待。从法律角度来说，非营利性医院多是民办非法人机构，不是公司制，因此直接上市的通过率很小。目前已经在新三板挂牌、主板上市的医院均以营利性的医院为主。因此，本章所提及的医疗机构上市以能独立经营的民营医疗机构为主要研究对象。

中国的资本市场是采取分层制度的。公开发行股票的 A 股市场又分层为主板、中小板和创业板，近几年又兴起了新三板科创板。所谓的新三板基本按照上市公司的制度进行公开挂牌的中小微公司，只是在挂牌标准上比进入主板要低，如没有盈利要求，而上主板的条件则比较高，要求公司近三年中每年盈利不低于千万。资本投资医院并不仅仅是为了帮助国家做公益事业，有一大部分资本的目的还是要通过服务来获利。除了获得分红之外，投资人的退出渠道不外乎两种：出售医院或者上市套现。

从 A 股上市公司来看，截至 2018 年 12 月底，中国医院类上市公司主要有 19 家，分别为爱尔眼科（300015）、通策医疗（600763）、马应龙（600993）、独一味（002219）、千红制药（002550）、金陵药业（000919）、复星医药（600196）、康美药业（600518）、天士力（600535）、武汉健民（600976）、九州通（600998）、广州药业（600332）、太极集团（600129）、开元投资（000516）、益佰制药（600594）、平潭发展（000592）、国际医学（000516）、恒康医疗（002219）、诚志股份（000990）等。

在国内 A 股上市。

若要国内公开上市，就只有上 A 股，虽然国家层面发布过 IPO（首次公开募股）将推行注册制，但因为 2016 年那场主要由配资杠杆导致的"股灾"，后监管层用熔断制来救市，结果适得其反，最终让注册制未能正式开始实施。这就意味着，如果要想在 A 股上市，只能排队等候审批，按目前的实际排队情况与上市节奏，排队周期已经在 3 年以上了。除非是独角兽类企业（市值 10 亿美元以上估值，且创办时间相对较短的企业），如富士康，不到 7 个月就在 A 股成功上市了，而一般的企业可能要花上 3～7 年。有多少企业为了在国内上市，历经变数，最终一场空。因此，企业在国内主板上市要慎重，虽然国内上市的融资额与市盈率较高，但时间成本与制度成本不小，企业要考虑到这一点。截至 2018 年底，在 A 股独立上市的民营医院主要有通策医疗（600763 SH）、爱尔眼科（300015 SZ）、慈铭体检（002710）等，数量不多。

在香港证券市场上市。

从目前的实际情况来看，其总体难度比在国内上市要小，只要有一年以上盈利，资产通过四大会计师事务所审计，基本都能在香港上市。但对内地企业而言，在香港上市也得考虑一些实际问题，如香港上市的融资额一般没有内地大，不是特别重大的行业，一般市盈率会在 10 倍左右，而内地市盈率平均在 30 倍甚至更高。在这一点上，香港市场显得非常理性。另外，香港上市对信息披露机制要求很严格，监管很严格，处罚也很重。也就是说，香港的退出机制相对内地来说，要公开透明一些。一旦上市公司出现负面问题，不但股价会大跌，而且会影响其之后的流动性。现在香港主板也有许多股票每天的交易量很少，大多是因为这个原因，投资者有没有信心会直接反映在股票上，这一点比内地要明显得多。还有一个问题是，在香港上市的话，账面处理成本会比内地高。在香港上市后，每年投资者关系的维护成本也非常高，香港上市融得的是港币，企业如果业务全部在国内，还得要有一个汇入内地的通道，而跨境资金流动管制较多，资本利得税成本也不小。

目前内地民营医院机构在香港上市的比在国内上市的要多，主要有凤凰医疗（供应链＋IOT）、美医医疗（妇产科）、温州康宁医院（精神专科）、深圳鹏爱（美容整形）、康华医疗（民营三甲医院）、弘和仁爱（慢性病为主）等。

在欧美市场上市。

这类市场的上市难度基本与香港相同，但不同之处在于，去欧美上市需要有境外战略投资者或是基石投资者入股，即需要有国际背景的资金来支撑，而且所有上市的资料都是英文版本，前期的准备费用与辅导上市的费用很高，比香港上市要高不少。那为什么有些企业还是愿意去美国上市呢？大多数去欧美上市的企业，多是因为企业的投资方有国际资金背景，能与国际自由经济接轨，能够快速套现。但如果这个上市公司并没有国际业务，其国际资本上市后一旦全部退出，很快也会成为被普通股民冷落的个股，交易量与活跃程度就会下降，若内地业务发展欠佳，慢慢就会成为垃圾股，因为在欧美市场要维护一支上市公司股票的费用非常高，许多企业三五年之后如果没有迅速成长，一般会选择退市。目前在美国纳斯达克上市的民营医院有泰和诚医疗（肿瘤类）、爱康国宾（体检类）等，为数不多。

新三板挂牌上市。

近年企业间掀起一股新三板热潮，对民间资本而言，上主板与境外上市还是有一定的难度的，所以新三板更受民间资本的青睐，下面就重点谈谈民营医院应如何选择新三板。

所谓的三板，原指中关村科技园区非上市股份有限公司进入代办股份系统进行转让试点，因为挂牌企业均为高科技企业，所以不同于原来的转让系统内的退市企业及原STAQ、NET系统挂牌公司，故形象地称为"新三板"。在2017年底，新三板挂牌公司数已经超过7000家，总市值规模首次过万亿，其中以民营医院为主的挂牌企业已达百家。

坦率地讲，受限于流通性，这些挂牌的新三板医疗企业大多未能得到大笔的融资。但为什么企业还乐此不疲呢？有一点非常关键，那就是政策导向。当年，北京在中关村推出新三板时，曾有一个改革意见是，将来会打通转板机制，即从新三板向A股中的创业板转换，也就是说只要上了新三板，将来就有望直接转入主板，从而绕开长长的等候期。

截至2018年底，有100多家新三板公司向A股上市提交了申请并处于正常审核状态，其中，排队仅两年的新三板挂牌公司三星新材在2017年IPO申请过会通过了。这就意味着，企业一旦能顺利从新三板转到主板上市，其估值水平、流动性、募资能力都将获得巨大的提升。

有了这个转板预期，包括民营医院在内的许多企业都愿意先上新三板，其原因就不言自明了。与科技板块相比，因为科技经常面临技术革命的不确定性，竞争过于激烈，上市基本属于圈钱，而医院的医患市场较为稳定，收益可以预测，大多属于慢性现金牛。这也是许多上市公司愿意收购医疗行业股权与一些财团愿意扶持医院上新三板的主要原因。

民营医院挂牌新三板，与主板上市相比，虽然募资额相对有限、流动性相对较差，但挂牌速度快，大多在一年内能挂牌，挂牌后可以提高关注度，解决股权融资与定价、股权转让或股东退出等问题，并留有之后转板或上市公司并购的想象空间。再从民营医院运营角度来看，新三板挂牌可提升医院知名度，促进规范运营，有一定的免费广告效应和营销效果。中国的民营医院群体虽然较大，数量已经超过公立医院，但整体实力还是属于中小企业，到主板IPO的门槛实在太高，一般难以满足条件，即便是上主板中的中小板也是心有余而力不足，只有新三板才比较符合民营医院的发展实际。

那么，民营医院如何才能在新三板挂牌呢？

一般情况下，民营医院要想在新三板挂牌，至少要满足6项条件：①依法设立且存续满两年。有限责任公司按原账面净资产值折股整体变更为股份有限公司的，存续时间可以从有限责任公司成立之日起计算；②业务明确，具有持续经营能力；③公司治理机制健全，合法规范经营；④股权明晰，股票发行和转让行为合法合规；⑤主办券商推荐并持续督导；⑥全国股份转让系统要求的其他条件。

从新三板中的民营医疗机构的挂牌情况来看，以德州可恩口腔医院股份有限公司（830938）、淄博莲池妇婴医院股份有限公司（831672）、华韩整形美容医院控股股份有限公司（430335）及宁夏国龙医疗发展股份有限公司（831366）为例，我们可以看到，民营医疗机构定价大多不高，每股在 5 ～ 10 元左右，能募集的资金多在 2 ～ 3 千万元以内，市盈率在 30 ～ 40 倍左右。而实际上，要投资一家有 300 张床位以上的专科医院，所需费用在 1 个亿左右。这说明新三板有融资能力，但与资本投资的期望还有差距，想通过新三板实现快速扩张，至少在目前还难以全面实现。

另外，在实际流通中，不少上了新三板的企业家们会发现一个现实问题：一旦新三板挂牌医院在三年中没有实现盈利，其流通性就会基本趋向于零，实现外部融资的功能就会丧失，前期投入资金的股东想转让股权，就比较困难。有不少民营医院，先是积极上了新三板，不出三年又悄然退出，一方面就是盈利空间的问题，另一方面还有信息披露机制的问题。因为上了新三板，一切报表需要定期公开，导致每年的财务成本要比没有挂牌之前大得多，一旦不能持续借助上市快速变现或盈利，只有退市才是减少成本支出的唯一办法。

科创板上市

科创板是国内中小企业寻求上市的新版块。对民营医院来说，也是个机遇。中国的科创板源于国家主席习近平于 2018 年 11 月 5 日在首届中国国际进口博览会开幕式上宣布设立[①]，是独立于现有主板市场的新设板块，并在该板块内进行注册制试点。因此科创板具有上市周期短的特点。但国家设立科创板并试点注册制主要是针对服务科技创新企业的。也就是说，一般的非科技类企业基本是无法满足在科创板快速上市要求的。

2019 年 1 月 30 日，中国证监会发布了《关于在上海证券交易所设立科创板并试点注册制的实施意见》，3 月 1 日，证监会又发布了《科创板首次公开发行股票注册管理办法（试行）》和《科创板上市公司持续监管办法

---

① 习近平出席首届中国国际进口博览会开幕式并发表主旨演讲，引自新华网，2018 年 11 月 5 日。

（试行）》。短短 3 个多月之后，2019 年 6 月 13 日，科创板正式开板；7 月 22 日，科创板首批公司上市，8 月 8 日，又迎来了第二批科创板公司挂牌上市。速度之快令中国的广大科技企业喜出望外。

那么结合广大民营医院来说，上科创板是一个不错的选择，非常符合行业对融资要求快速便捷的特点。但医院要上科创板，得从科技改造上入手。如在医院设备上添置高科技产品，如手术机器人、高端检测设备等，还要从业务流程改造上加大信息化，面对 5G 时代的到来，民营医院可以在开设远程网上问诊、在线预约挂号、大数据管理慢性病、网络药房等方面持续改善，让医院具有充分的科技创新的元素，拿到市级以上高新技术企业牌照，才能进入科创板孵化名录，那么医院就不再仅仅只是一家传统医院了，也是一家高科技企业了，这样就可以申请上科创板，进行直接融资通道了。

从目前科创板中的上市企业整体表现来看，市盈率普遍在 30 ~ 50 倍，上市后股价也持续走高，融资效果非常明显。这得益于当前国家对科创板的重视与相关政策环境。民营医院应该及时看到这个难得的风口，积极创造条件参与其中。

三、医疗行业上市后遇到的主要问题

民营医院分为营利性和非营利性两种。非营利性医院理论上不以营利为经营目的，而且收益不能分红，因此一般情况下，是无法进行独立上市的。但他们也会涉及上市公司问题，因为梳理近几年的投资实践可以发现，这类医疗机构也可以被上市公司收购或入股，类似于反向上市。2009 年 3 月《中共中央国务院关于深化医药卫生体制改革的意见》下发后，这些非营利医院大多在 2010 年前后，进行过股权改革，这些医院只要被上市公司收购并被控股，就可以合并报表，但需要每年在年报中披露无法分红的风险。在 2010 年之后，上市公司开始有目标地主动收购这类医院，主要是考虑资产的配置问题。近年随着医疗投资加热，所遇到的问题也随之增多，为这一领域的研究提供了参考。

首先是如何绕开非营利性的问题。

A股中有许多上市公司试图绕过所收购医疗机构的非营利性的问题。这个现实问题存在的原因主要在于，医院在改制时因为配置的需要引入了一些资本参股，但实际上股改完成之后，股权是过户了，但医疗机构的宗旨（业务范围）并没有改过来，如果仍为非营利性医院，就无法按股权比例分红，那么上市公司就会觉得这个收购可能是一个假收购，无法对其他股东交代。那怎么办呢？常用的手法就是将股权转化为医院的某些科室的收益权。这个手法又叫做协议控制，即通常所说的托管。

以香港上市公司凤凰医疗收购境内医院的案例看，境内外上市公司均以协议方式的收购医疗机构，即IOT模式（投资—运营—移交），从而控制非营利医院或公立医院的部分科室，从而绕开了医院的非营性问题，仍然能够享受收益。这种收益模式主要有两种，一种是凤凰医疗向被收购的医院投资，投资又分为无偿投资和可回收投资两部分，无偿投资作为固定资产，可回收投资主要是向医院提供药物、医疗设备、医疗耗材等供应链，通过对这些供应链的管理收取管理费。这种模式与独立运营一家营利性的医院相比，收入少而且利润率低，只有上了规模才能获得可观的回报。这种模式还存在一个弊端，即IOT虽然能绕过医疗的非营利性的问题，但在收取管理费时，需要按资本所得来交税，比按医疗所得的交税要高不少，所以这种投资回报并不值得复制推广。另外，这类投资与国内各个省市对于医院管理的松紧程度也相关。如果改制时，与相关管理部门签订的是较为有利的条款，还算是一个较好的事。但不同地区的政策是有所差异的，如有些城市的医保和新农合，对患者在营利性医院治疗产生的费用均不予报销。而对二级和三级医院来说，医保和新农合患者是他们的主要收入来源，如果不能很好地解决这些现实问题，资本进入后要想获得回报，常常会陷入一个非常尴尬的境地，比如华源系对新乡市医院投资的失败就是一个案例；又比如在口腔医疗投资领域，资本一度疯狂进入，结果许多口腔诊所都面临着患源不够的现实问题，其中不乏利润亏损的诊所，资本又纷纷撤出，口腔诊所关闭了不少。另一种模式是财务投资，以出资人的方式获取回报，基本不参与医院的流程改造与管理，这种模式风险难以控制，回报周期较长。

其次是关于信息披露的问题。

上市公司是公众公司，每季、每年都要公开财务报表，接受全世界股民的监督，一旦发现问题，监管部门查实后往往会严厉处理，这对股票也会产生重要影响。比如 2018 年 7 月长春长生曝出假疫苗事件之后，股价由 20 多元连续跌停至几元钱，2019 年 10 月 8 日，深交所决定让长春长生股票摘牌退市；中兴通信曝出被美国天价罚款后，股价也是迅速腰斩，令许多投资者损失惨重。

从整个行业来看，以民营资本为主的民营医院早期在财务问题上并不是很规范，这一问题限制了部分民营医院的上市进程。有些民营医院是上市之后，才突然发现账不好做，感觉上市并不划算。笔者就曾经听到一位院长讲，医疗机构上市其实只是图个品牌效应，名片上能印一个上市公司的代码，外出谈业务时显得"高大上"，在医院对外宣传上，突出自己是上市公司，可以让患者对其经营实力更加信赖。而对于上市公司来说，财务报表关系到该公司能否在资本市场立足的问题。如果报表不佳，中小投资者就会失去信心，这也会反映在股价上，因此财务报表应如何公开，这是一个技术活儿。对于任何一家上市公司来说，如果发现有某个资产影响了整个报表的华丽，应该尽快削离不良资产，从而让报表显得更加具有增长性，这样企业也才能够利用好资本市场的平台，加快发展的步伐。

最后就是资产证券化中的风险与安全性问题。

2010 年前后，中国金融业一路高歌，资产证券化成为一种投资潮流，而医疗资产证券化是其中的一支重要力量。医疗行业以高稳定性的特点，经常被一些可以发行基金债券的公司转换为可发行的资产卖给广大理财者，从而为医院募到资金。发行方能根据实际募得的资产获得佣金，这也不失为一条融资渠道。但随着 2016 年许多私募基金被曝出涉及理财诈骗后，资产证券化在后两年迅速变冷。对于民营医院来说，在选择这一渠道时，一定不要被基金公司欺骗，要让基金公司根据医疗行业的实际情况制订合理的理财收益率。一般来讲，医疗机构净盈利空间不会超过 10%，如果超过年化 10% 以上的医疗类投资理财，都可能与市场实际情况有差距，就会产生兑付不了的风险，一旦无法兑付，责任不在基金公司而是实际的发标单位，最后受影响的还是上市公司自身，因此医疗机构在做这类融资时，一定要考虑周全。

四、医院投资如何实现完美退出？

从国际经验来看，当一个国家或地区在人均 GDP 超过 3000 美元时，其城镇化和工业化水平将快速提高，医疗服务和文化消费等产业消费也将进一步提高，并将长期成为热点。国家统计局 2009 年公告显示，中国人均 GDP 在 2008 年首次超过了 3000 美元。而在珠三角地区，2017 年城镇居民人均可支配收入已超过 1 万美元。在医疗消费快速增加的大环境之下，资本也早已通过多种方式进入到这一产业升级和结构调整带来的发展机遇之中。早期的热点投资主要集中在妇产科、口腔、眼科和体检等领域；近些年则逐步增加到骨科、脑（神经外）科、肿瘤、康复、肛肠、糖尿病、肾病等其他各细分领域。

资本都是逐利的，投资了医疗服务市场，最终要获得回报，就一定会涉及退出问题。是平淡退出还是完美退出，这就要看投资者的眼光与实际操作能力了。

最重要的一种退出方式是上市。

在美国，最大的医疗集团 HCA（Hospital Corporation of America）是上市企业，在其鼎盛时期，HCA 的市值超过了 730 亿美元，拥有约 285 000 名雇员，旗下有 350 多家医院、145 个门诊外科中心、550 个家庭护理机构以及一些其他的附属企业。对于这类运营成功的医疗机构，资本或进或出已经成为一种常态。

从国际上成功的操作经验来看，PE（price pershare，指市盈率在一定时期内通过股票收益达到盈利退出的目的）已经成为国际上对医院投资中最主要的退出通道，如KKR、美林国际、贝恩等资本在医疗机构的投资与退出的案例比比皆是。另外，GYH、HCA等资本将不同的医疗机构并成医疗集团进行管理，也是一种退出的重要途径。

对中国的医疗机构而言，资本退出趋势也是这样的。如凤凰医疗顺利登陆香港资本市场后，投资者过了锁定期就可以卖出股票套现，这就等于是成功退出。再比如联想集团控股拜博口腔医疗后，在未来也将采取整体上市或独立上市等资本退出方式，才能实现投资回报。

在中国要通过上市退出，常规手法是整合一个更大的医院集团，如果每个医院有几千万利润，合起来有几个亿的利润，那么上市具有较高的可行性。因此，资本进入医疗领域的主要方式是通过多开连锁医院，做大产业规模，降低运营成本，为未来能够独立上市或者被上市公司收购打下基础。除了这些专科医院外，医药上市公司也热衷于投资入股体量大的城市综合医院，其目的往往是希望延伸产业链，寻求协同效应，发挥自身在供应链方面的优势。产业资本和医疗集团则从更为长期的角度、以更高的全局观和长期投资配置的角度布局这一领域，就连许多商业银行、保险公司、房地产集团、医疗器械公司等也都纷纷介入医院投资这一市场。

如金陵药业于2003年对宿迁市人民医院的收购，可以说是最早介入公立医院改制的成功典型；又比如号称国内连锁医疗第一股的爱尔眼科在2009年上市之后即展开快速复制。这些对医院进行投资的资本方，最后都获得了较高的回报。值得一提的是，从中国的实际情况来看，能够快速让投资退出的机会主要还是在小城市和具级的医院，这些医院普遍的特点就是医疗水平不高，可以做专业性的变化，更容易操作。PE/VC（venture capital，指风险投资）投资医疗机构，在投资年限的设置上往往都采用"3＋2＋2"的基金周期，在这类基金周期下，意味着7年之后，资本必须全面退出。

第二种退出方式就是延伸产业链。

投资医院股份一般需要长期持有，才能分享稳定的增长率。这就决定了医疗行业的投资周期是很长的，要想退出也需要很长时间，一般是其他行业 3 倍的时间左右，所以许多资本会通过注入其他延伸产业链来逐步退出。比如医疗信息化现在被投资者和创业者普遍看好，互联网介入医疗产生巨大商机。举个例子，从挂号到就诊，在传统诊疗模式下患者可能需要在医院里待一天，而医生诊疗一般在 10 分钟左右就结束了，这是巨大的浪费，信息化可以将这个效率提高数倍，因此也产生了巨大的商业价值。在互联网信息改造医疗系统里，会出现两类新公司值得青睐：一是能够让用户心甘情愿拿钱购买的健康服务和产品；二是能实际提高医疗公司运营效率、降低运营成本的服务和产品。投资者先通过投资医院，弄清楚医疗机构的所有运营规律与流程，就能在投资互联网医疗产业链中拥有明显的研发优势；先在自己的医疗机构中尝试运行，运行成熟后能够快速复制，就能从为一家医疗集团提供"互联网＋服务"转变成为更多的医疗机构提供这类服务，最终连片成网，坐享投资回报。

第三种退出方式是由保险公司接盘。

早在 2008 年 12 月，国务院办公厅《关于当前金融促进经济发展的若干意见》指出："推动健康保险发展，支持相关保险机构投资医疗机构。"保险公司普遍面临医疗费用增长过快、赔付率过高的问题。医疗机构与保险公司的对接有利于两者之间业务上的匹配。如果将一些小医院合在一起，在一年 20 亿元的收入中可获得 2 亿～3 亿元的利润，而且收益稳定、长期，对保险公司就有意义，可行性就较高。从收益上来讲，这样操作有吸引力，同时与保险公司在业务上也匹配。据《金融时报》2010 年 10 月 15日报道，平安保险与深圳龙岗区政府签署合作协议，投资龙岗中医院并全权负责医院日常管理。

第四种退出方式是运营好之后高价售出资产。

尤其是对于一些小型的 VC/PE 来说，他们不可能长期参与某个医院的运营，也较难以上市或以产业链的方式退出投资，但可以通过参与公立医院的私有化或民营医院的股权转让，转手卖给更大的医院集团以实现溢价退出。

在这种方式中，还有一种项目合作模式，这种模式主要包括品牌输出和特许经营等方式。典型的如凤凰医疗集团、天图资本等 PE/VC 在投资之后，有的通过输出品牌代为运营，从而降低整体运营成本来获得更高回报，有的则通过特许经营进行品牌拓展，获得更大的影响力和知名度，从而让股价不断上涨，获得更高的市值，然后伺机卖出股份。

不过，由于中国民营医院的投资并购数量和退出的历史周期与国外成熟市场相比，还比较少、比较短，目前可以分析并借鉴的成功退出案例不算多。对目前现有的案例分析得出，最大的退出渠道为上市，大约占70%，其次为出售和回购，约占30%。至于其他产业链上的补充投资，现在还处于探索期，目前尚未形成固定的模式，此处不做过多分析。

考虑到大量资本方对目前国内医院投资的持续看好，以及 IPO 和并购市场的发展，未来国内医院投资最主要退出的路径仍将是上市和并购（包括大型并购基金和上市公司），而通过资本的现金分红逐步实现收益的模式则会相对较少。这就向投资者揭示一个趋势，未来投资医疗行业的资本会有走向资本市场的需求，可能会诞生一系列专业的医疗类投资集团，会进一步细分医疗领域的投资与运营，通过分工合作中国民营医院将获得更快速的成长。

第十七章
民营医院如何玩转资本魔方

中国改革开放 40 年来，各行各业中积累了大量的社会资本，在新时代的产业布局中，文化教育、医疗养老等基础性领域成为投资的热门。因为老百姓越来越重视健康问题，健康产业将是未来 10—20 年的主导产业，加上现有政策明朗，让社会资本进入医疗卫生事业有动力、有追求。

社会资本大量涌入医疗卫生领域，主要是从 2013 年 10 月出台实施《国务院关于促进健康服务业发展的若干意见》（国发〔2013〕40 号）后开始的。这一时期，国家积极推进公立医院改革、鼓励多元化办医，直接揭开了新一轮医改中社会资本全面进入医疗市场的大幕。社会资本以多种投资模式参与到医疗市场改革，经过 6 年多的快速发展期，已经取得了一定的成果。

目前，公立医院在医疗服务市场仍然占据主导地位，据《中国民营医院发展报告（2019）》统计，截至 2018 年 6 月底，全国共有医院约 3 万家，其中公立医院约 1.25 万家，民营医院约 1.71 万家。与 2016 年 6 月底相比，公立医院减少约 390 个，民营医院增加约 1850 家。而截至 2018 年 12 月底，民营医院总规模已达 2 万家左右。民营医院的快速增长，也得益于社会资本广泛介入医院投资领域。社会资本主要通过什么形式进入医院？不同介入模式间又有何优劣？分析回答这些问题，对民营医院的投资者而言极具借鉴意义，本章就从这些问题入手进行剖析。

一、社会资本介入医疗领域的六大模式

纵观近十年中国社会资本进入医疗卫生行业的现实情况，梳理分析之后我们会发现，社会资本进入医疗卫生事业主要有六种模式。

（一）社会资本独资新建医院

第一种模式为社会资本独资新建医院。这一模式的特点是社会资本全资投入兴建一所民营医院，即从医院的土地购买、房屋建设、设施投入、材料、药品等硬件到医护、管理后勤人员的招录、聘用等均由社会资本的所有人出资承担，医院的产权纯属私有，属于新设立一间医院。

社会资本采取全资投入新建医院的方式具有一定优点：医院产权明晰，便于资本所有者对医院进行全方位的管控，增加了医疗市场的供给，减轻了政府对卫生的投入，医院以全新的方式进入医疗市场为百姓提供专业化服务，没有过去的包袱与负担，能够提供更好的就医环境与更先进的医疗设施与技术等。

全资兴建医院也有一定的不足。首先是民间资本进入相对陌生的医疗行业会存在较大的经营风险，因为医院管理是一项较为专业、复杂的系统工程，新建一家医院的投入非常大，管理中的专业性要求非常强，不仅表现在对硬件投入的要求高，对软件投入也是高要求。要想让老百姓接受并信任，在前期是较为困难的，单凭广告的投入远远不够，没有长期的积淀是不可能达到应有效果的。因此这种运行模式需严格按照公司制运行，由出资方设置董事会，董事会聘任院长，院长聘任副院长及医院中层管理干部，组成医院技术与管理团队，独立设置监事会，对董事会负责，负责对医院运营的内部监管。目前，纯民间投资的医院大多数已经步入正轨，如浙江省金华市广福医院（广厦集团投资）、西安的高新医院、吉林的创伤医院等。

以吉林创伤医院为例，该医院是由个人投资、由政府正式批准设立的一家营利性民营医院。在招聘上，该医院以招收从公立医院退休下来的医学专家为主，组成技术团队，前期以创伤外科为主业。经过十几年发展，如今是一家拥有建筑面积近 2 万平方米、400 多张病床、固定资产 6 000 多万元的二级甲等综合性医院，还被卫计委评为"全国百佳医院"。这家医院的特点是：产权清晰、自主经营，依靠自我积累，实现滚动发展。据悉，医院开办后第五年回本，目前年回报率在 8% 左右，算是一笔不错的投资。

（二）全资并购正在运营的医院

第二种模式为全资并购正在运营的医院。这种模式是指由民营企业主出资购买医院的所有权，将医院的整体资产及人员（不包含离退休人员）接过来，由企业主来经营。这类被并购的医院大多是自身的运营出现困难，在当地没有取得较好的社会与经济效益的医院，政府为了盘活资产，使医院在改革中走出经营困境，通过招商引资的方式引入社会资本接盘。社会资本通过支付现金的方式取得医院的所有权，从而使医院的所有权与员工身份随之发生变化，医院由全民所有制转变为私有制，人员实行聘用制，医院的决策权高度集中在出资者手中。医院改制后实施企业化管理，自负盈亏，医院会计核算制度由按医院财务会计制度转化为按企业会计制度执行，需要在工商管理部门重新办理注册登记手续。从目前实践来看，这类医院一般规模都不会很大，以二级医院和乡镇医院居多。

这种模式的优点是社会资本进入医院后，依托医院已经成熟的技术与管理团队可迅速开展业务，投资额度不如新建一家医院那么大，经营风险和压力相对于全资新建医院风险低得多，同时又减轻了政府对卫生的投入，大多数情况下会产生双赢的局面。

其缺点是这类医院的历史包袱比较重，医院本身不是优质资产，会出现经营困难和资不抵债的现象，管理与技术弊病较多，民资接盘进入后需要大刀阔斧、破釜沉舟式的改革，这类改革本身具有较高的风险，要有政府的大力支持与配合，否则会受到老员工上访等困扰，所以需要大力整顿医院的人员队伍及管理制度。不过因这类改制的医院规模普遍不大，企业主聘任院长后，由专业的院长负责医院的具体经营与管理，企业主只需加强财务与固定资产监管，大多数能够平稳过渡，实现长足发展。随着医改的逐步深入，在政策与条件具备的情况下，会有越来越多的民间资本更倾向于全资兼并二级以上医院（或规模较大医院）。这一模式还有新的发展空间。

以大连新世纪医院为例，该医院原是大连钢铁集团公司的职工医院，在国有企业改革中，大连钢铁集团希望把非经营性资金转卖，以补充经营性资金。1998 年 8 月 1 日，凤凰医院集团以 2100 万元人民币独资买断该医院①，从而实现兼并大连钢铁集团公司职工医院，同时接收 200 名医院医护人员，另行投资 4 000 万元重新装修门诊大楼和添置医疗设备，于 1999 年 3 月 1 日经大连市卫生局批准，以大连新世纪医院的名字正式对社会开诊。医院建筑面积约 1.6 万平方米，开放床位 260 张，320 名员工。仅仅用了五年左右的时间，该医院便成为大连市民心目中的第三大品牌医院。

（三）社会资本占控股权的投资方式

第三种模式为社会资本占控股权的投资方式。这一模式是指社会资本注入正在运行的医院中，通过资金投入购买正在运行医院的 51% 以上的控股权，从而实现对医院的经营控制。医院会根据新出资方的介入，组成董事会，董事会是医院的最高权力机构，由董事会聘任院长、书记等，再由院长聘任副院级领导、医院中层干部队伍，从而组成医院运营管理团队，设立独立的监事会，对董事会、医院、政府、医院员工四方负责。有的医院还会成立工会，由员工与股东代表监督医院院长的日常运营活动，每年定期召开医院职工代表大会，对医院的重大决策事项进行审议。这类医院股权发生变化后，会引进现代企业管理制度，更加注重市场营销理念，不断推动技术创新和管理创新，以推动医院再上台阶，获得新的发展空间。

这种模式的优点是医院本身处在正常运营之中，有一支成熟的专业技术与管理专家团队，民间资本介入后能拿来就用，资本引入只是为医院的

---

① 引自《国企医院集团组建中应理顺的问题》，《中国医院管理》第 27 卷第 11 期第 45 页，2007 年 11 月。

发展注入了新活力，解决了医院发展资金短缺的燃眉之急。在管理层方面，相当于加入了鲶鱼，产生鲶鱼效应，能为医院带来更先进的管理理念，改革风险不大，一旦经营得好，就能为医院带来丰厚的回报。民间资本在医院中又具有控股权与话语权，减轻了卫生行政主管部门对医院发展的负担，也更能将医疗服务以病人为中心、以市场为导向，增加一些大健康与特许服务等内容，从而让医院的资源配置更加合理化，更加高效。这种模式，在很长一段时间内是受政府鼓励的，也被看作是未来社会资本进入医院的主要方式之一。

但这一模式的缺陷是这类医院的原有规模都比较大，需要社会资本投入的资金额度比较大，风险与收益成正比，当投入资本大时必然带来风险的增加。民间资本采用这类方式进入医疗行业必须处理好民资企业、医院、医院员工的关系。因为民间资本进入后，带来了医院体制的根本变化，人员身份和薪酬分配体系必然发生变革，要让员工在思想上广泛接受和转变，充分调动员工的工作积极性，发挥工作氛围中的正能量，需要一定时间的磨合。从实践上看，民间资本一旦占控股权投资公立医院后，最困难之处就是稳定职工的思想情绪和留住人才队伍。民资控股医院的经营是否成功，核心就是要看以院长为首的管理团队的思想与作风的转变能力，"火车跑得快，全靠火车头带"，资本只是一个驱动器，最终起作用的还是人员本身。因此，能否遇到一个好的院长，是一个关键问题。另外，在民间资本入股时，在资产评估阶段要防止低估、贱卖国有资产的风险，一旦没有走好程序，便容易导致旧势力复辟，让管理者备受煎熬。

目前这种模式的成功例子有不少。以上市公司复星医药收购佛山禅城医院为例，复星医药成立于1994年，是国内拥有领先地位的医疗健康产业集团。1998年8月7日，复星医药在上海证券交易所挂牌上市。佛山禅城医院注册地为广东佛山市禅城区石湾三友南路3号，成立于2013年7月，当时的法定代表人为谢大志。禅城医院是经佛山市禅城区人口和卫生药品监督管理局批准设立的营利性医疗机构，其前身为佛山市禅城区中心医院。

复星医药于2013年10月发出公告：复星医药全资子公司上海医诚出

资不超过 6.93 亿元，受让谢大志、李德超、佛山联达纺织实业有限公司及北京仁智医院管理有限公司合计持有的佛山禅城医院共计 60% 的股权，从而控股了禅城医院。佛山禅城医院系三级甲等医院，其学科建设水平和人才队伍素质较高，逾 200 万人次每年的高门诊量取得了较好的区域市场占有率，属于现金牛式的营利性医院。复星医药无须经历培育期，通过医院管理和运营的优化便可实现盈利能力的提升，获取稳定的医院利润。

成功控股禅城医院股权后，复兴医药集团无须通过公立医院转制收购的模式来实现控制权，大大减少了收购程序与复杂程度。当然，这类收购主要针对质地优良的医院，因此收购中的竞价可能会比较激烈，出售方对收购方的资金能力和管理水平也要求较高。收购价格也不会便宜，一般交易价格达到 10 ～ 15 倍的 PE，如果不是实力雄厚的大财团，一般是难以达成收购的。

再如金陵药业收购宿迁市人民医院 63% 股份后，迅速实现盈利，成为医院改革中的经典案例。收购前，宿迁市人民医院的负债总额为 7000 多万元。金陵药业收购后的第二年，宿迁市人民医院便实现账面净利润超过 1千万元。仅仅花了两年时间，宿迁市人民医院便扭亏为盈，同时还吸引了南京鼓楼医院集团的技术入股，整合了资金、政府支持和医师资源输出的三方关键要素，从而使得医院业务得以快速发展和提升。

（四）社会资本不占控股权的投资方式

第四种模式是社会资本不占控股权的投资方式。这种模式是指社会资本通过现金、实物等投资医院后，在医院所占的股权不超过 49%，按照《中华人民共和国公司法》的规定，对医院没有绝对控股权。从当前的社会改革来看，国家强调在基础性产业中的国有属性，因此有专家认为，在医院产权改革中，这种模式可能是未来社会资本进入医院的主要投资方式，因为这种方式更乐于被医院方和政府所接受。政府对医院放开持有谨慎态度，希望能保证优质医院有一定的公立性，确保政府对医院的管辖与控制，一方面能防止国有资产的流失，另一方面能保障医疗服务的直接监管与调配，而引入民间资本主要是为了解决医院发展的资金需求和先进管理的问题。一直以来，许多老牌医院不断开设分院，但在体制上始终难以突破，这种模式会带来医院用人机制与薪酬分配制度的变革，使管理机制更加灵活，把僵化的公立医院管理模式进行解锁，依照董事会、监事会、院长管理委员会的模式实现三权分立管理，一般都能让政府看到改革成果，乐观其成。

此模式的优点是民资企业承受的风险不大，因未占到控股权，投入额度不大，医院拥有成熟、有效、过硬的专业技术与管理团队，不用投入过多的精力去做人才队伍建设与医院管理，可以将企业的先进管理方式引入医院，提高医院的效率与效益。

此模式的缺点是对医院的掌控力度减弱，对医院管理介入的深度不够，想扩大经营时话语权不够，再加上医院管理本身专业性非常强，对医院管理又不够深入，有时会得不到预想中的回报，增加了投资回报风险。

从实践来看，这种模式也有不少，其中不乏成功的个案。以深圳凤凰医院为例，该院由香港私人投资者投资30%，私人不控股，凤凰医院集团投资70%，同时负责经营和管理。该医院开业三年多就收回投资成本，已经进入良性运营阶段。受经营利好影响，香港的个人投资者于2004年另起协议，共同追加投资5 000万元人民币，用于扩建医院新址。这个模式让香港投资人仅仅以战略投资人的身份入股，不参与医院的实际经营，主要由专业化的凤凰医院集团完成经营目标，从而保证与投资人约定的投资回报。实践证明，这种模式有专业化的经营管理团队，加上该医院专科特色明显与综合服务的良好口碑，年纯利润率稳定在10%左右，在民营医院领域独树一帜。

（五）与名医院合作办院

第五种模式为与名医院合作办院。所谓合作办院是指民资企业投入资金新建医院，在购买土地，新建房屋建筑物，购买医疗设备、办公设备与用品，建成医院后，吸纳优秀的、在区域内具有影响力的大型三级甲等医院一起来联合办院，三甲医院向民资企业提供医院名称、专业技术团队和管理团队，民间资本提供办院所需要的硬件设施及医院护理人员队伍。双方按照一定的比例分享医院盈利所得，或者是民资与医院商议，由民间资本按照一定的比例或金额支付医院专业技术团队与管理团队的服务与管理费用。这种模式在华西医院上锦分院和广东省中医院的分院中得到了较好的运用。

此种模式的优点是既能保证民间资本对新建医院的绝对产权与控股权，又能很好地避免民间资本兴办医院没有强大的专业与管理队伍支持的问题，增加了医疗市场的供给，实现了优质民间资本与品牌大医院的强强联合。民间资本的核心任务是建设医院而不是管理医院，医院方则为医院的建设布局、设备投入、规划实施等建言献策、提供咨询服务，减少和避免了民资企业进入医疗行业的风险性。民资企业在建设医院的过程中提高了资金的利用效率，降低了浪费与损失，三甲医院可以通过这种方式大力发展医院人才队伍，扩充人才战略，为医院的人才提供了更为广阔的事业平台，使医院真正做大做强，形成医院技术、人才、管理品牌优势，最终形成医院深厚的文化底蕴，实现了资本与技术的融合，民资企业与医院达到了双赢。这种情况在现实中较多的是房地产开发商与大医院共同合作，一方面可以增加大型楼盘配套医疗的卖点，使得楼价能够上涨，为楼盘做了增值服务；另一方面又引进了优质的医疗资源和专业团队，实现了投资的分散化，有利于房地产行业资金安全性。民间资本在此类投资中，一般都能获取较高的收益，也比较稳定。

此种模式的缺点是这种类型的投资的适用范围不大，主要集中在一线和二线城市的大型三甲医院，且医院要在全国范围内具有较高的美誉度和知名度，技术与管理水平一流，与这样的医院合作，成本较高，付给医院的利益回报较高，在具体的运营中容易出现许多细节性的矛盾。

（六）托管式控制医院

第六种模式是托管式控制医院。这一模式是指投资方接受原有医院的产权人委托，凭借自己的管理或品牌优势，托管经营别人的医院，待原有医院的改革政策或原有股东想法一致后，最终可以由经营托管变为兼并收购，从而完成医院的产权属性。与出资控股医院的形式不同，医院托管模式被看作是省钱高效的医疗服务模式，目前已经涌现了如华润凤凰医疗集团等诸多个案。

以华润凤凰医疗集团为例，该集团成立于2013年2月，是中国目前最大的民营医院集团。华润凤凰医疗向自有或管理的非营利性医院提供医院管理服务，并通过"投资—运营—移交"模式参与公立医院改革，以提升其他医院的运营效率。"投资—运营—移交"模式，又称IOT模式，是指在不改变医院的所有权和非营利性的情况下，通过对医院进行投资，改善医院的医疗设施和诊疗服务水平，以换取一定期限内管理和运营医院、收取医院管理费以及为医院供应药品、器械及耗材的权利。华润凤凰医疗集团通过"投资—运营—移交"模式，先后获得北京燕化医院、北京市门头沟区中医医院、北京市门头沟区医院、北京市京煤集团总医院等医院的运营权，主要通过医院管理服务和供应链业务从而获得丰厚的盈利。

再如无锡新区凤凰医院，该医院是由无锡市政府兴办的一所二级甲等综合医院，实行国有民营的委托管理。无锡市政府于2001年初与凤凰医疗集团签订了全权委托经营管理的协议。协议规定，无锡新区医院一期基本建设的产权归无锡新区经济发展集团公司。医院的内部医疗设备及二期1.2万平方米的住院大楼的建设由凤凰医院集团负责完成，医院的经营收益归凤凰医院集团，负责对新区医院一期投入的国有资产的保值和增值。凤凰医院集团于2001年2月中旬正式接管医院以后，又投入资金购置医疗设备，进行院舍装修，组织医疗技术队伍，于2001年6月正式开诊营业，7月份纳入医保定点医院。2004年改制为民办医院并更名为无锡新区凤凰医院，曾是无锡市政府推进卫生改革的一个典型案例。

但据澎湃新闻2018年9月26日《无锡新区凤凰医院争夺战》报道，该医院因物业产权等原因打起了官司，造成了一定的业务停滞。

这种投资模式的一大特点是能绕过产权问题，直接进行并逐步推进医院的改革，最终可以解决政府资产的全部退出问题，以时间换空间，从而实现原有产权人、现有投资者、医疗管理团队之间的多方共赢，但股权交换程序较复杂，容易出现纷争。

二、资本进入医院后的运营模式分析

在民资进入医院后，医院的运营模式（权力运行架构）将会产生根本性的变革，结合以上所述的六种主要投资模式，医院会形成以投资方为主组成的董事会，以董事和医院职工代表、医院纪检监察委员组成的监事会，以及以院长为核心的、由院领导与核心中层管理干部组成的医院管理委员会（或院长管理委员会），形成三权分立格局，对医院的整体运营产生重要影响。

首先是医院董事会。

董事会的职权包括：对出资的社会资本以及政府、卫生管理部门负责，向其汇报工作；决定医院的运营实施计划和大型投资方案；服从出资者和政府卫生管理部门的要求；制定医院的财务预决算方案，审议医院发展规划、学科建设与人才发展实施方案和成本控制方案；制定医院的结余分配或弥补亏损方案；决定医院的人事制度改革与薪酬分配体系、绩效考核方案，制定医院的增资扩建等重大投资与重大负债方案；确定医院的内设机构及学科部门，确定医院的合并、分立及解散方案等；决定聘任或者解聘医院院长及其薪酬事宜，并根据院长的提名决定聘任或者解聘医院副职领导、核心中层及其薪酬事宜；其他职权。

其次是医院管理委员会（院长管理委员会）。

院长管理委员会要对董事会负责，院长是整个医院管理的核心，其职权包括：主持医院全面管理工作，组织实施董事会决议和政府卫生主管部门的工作要求；拟订医院内部管理机构设置方案、医院发展规划、学科建设与人才发展实施方案、人事制度改革与薪酬分配、绩效考核体系方案；

拟订医院的核心管理制度，制定医院的各项规章制度与操作流程图；提请聘任或者解聘医院副职领导与核心中层管理干部；决定聘任或者解聘除应由董事会决定聘任或者解聘以外的其他中层干部和员工；董事会授予的其他职权。

第三是医院监事会。

医院监事会的职权包括：检查、监督医院财务运营情况；对院级领导、医院管理人员执行职务的行为进行监督，对违反法律、行政法规、医院制度的人员向董事会汇报或依法检举；董事、院级领导、高级管理人员的行为损害医院利益时，要求董事、院级领导、高级管理人员予以纠正；听取职工代表意见，督促落实职工代表大会议案，向董事会提出提案；其他职权。

总之，资本是促进改革的重要因子，国家制订健康中国战略，鼓励医疗市场主体的多元化，有助于释放民间投资领域的宽度，有助于医疗资源依市场化配套，让更多的民众得到实实在在的改革红利。从国际经验来看，投资医疗行业的风险并不大，国际上知名的医疗集团都是私人集团控股的，就中国的实际情况而言，医疗改革的趋势也是私有化与国有化共存，只要国家对私人资本的政策方向不变，这一领域的发展势头会越来越好，会有越来越多的优质大型医疗综合体在民间资本浇灌下，茁壮成长，成为中国医疗市场上另一片绿色森林。

参 考 文 献

［1］薛晓林. 中国民营医院发展报告（2018）［M］. 北京：社会科学文献出版社，
2019.

［2］美国远程医疗协会，美国联合健康基金会，美国国家医学科学. 远程医疗国
际实践规范与指南［M］. 北京：中国人口出版社，2017.

［3］杜勇. 关于加强民营企业文化建设的对策思考［J］. 商情，2013（15）.

［4］王思武. 加强民营企业文化建设促进民营企业健康发展［J］. 企业文化旬刊，
2013（2）.

［5］马丽. 我国中小民营企业品牌建设问题［J］. 环球市场信息导报，2014（7）：56.

［6］思翰. 如何做好互联网品牌传播［J］. 企业文化，2017（10）：48－48.

［7］品牌塑造的十个阶段［J］. 中国品牌与防伪，2014（6）：24－25.

［8］王建. 民营医院的资本运营之路［J］. 中外企业家，2015（14）：100.

［9］赵丽影. 从医疗谈我国的医疗体制改革［J］. 科技致富向导，2013（20）：52－52.

［10］李云琦. 中国医疗体制改革难题及原因分析——从市场失灵和政府失灵角度
［J］. 财经界（学术版），2015（19）：168－169.

［11］中华人民共和国卫生部. 2012 中国卫生统计年鉴［M］. 北京：中国协和医科
大学出版社，2012.

［12］孟彦辰. 我国外资医疗机构准入制度相关问题研究［J］. 中国医院，2015
（01）：59－61.

［13］张玥，汪乐萍. "莆田系"：游医终成王国［J］. 法治与社会，2016（6）：62－65.

［14］徐克成. 与癌共存［M］. 广州：广州出版社，2016.

［15］徐克成. 肿瘤冷冻治疗学［M］. 2007.

［16］中国共产党中央委员会，中华人民共和国国务院. "健康中国 2030"规划纲要
［J］. 中国实用乡村医生杂志，2017，24（7）.

［17］庄一强，曾益新. 中国医院竞争力报告［M］. 社会科学文献出版社，2016.

［18］张曼婕，黄海，王嘉雯，等. 凤凰医疗托管公立医院改革实践的探讨［J］.
中国医药导报，2016，13（21）：134－137.

［19］白剑峰. 魏则西留下的生命考题［J］. 晚晴，2016（6）：96－97.

［20］贾雪纯，毕潇楠. "手术室自拍事件"的电视叙事和传播方式［J］. 西部广播
电视，2015（07）：27.

后　记

我是学经济管理专业的，自小爱好文字写作，在校期间就发表了不少作品，毕业后考入新闻单位主要从事财经类报道，一晃已是 15 年。记者工作涉足的领域较广，结识的人也很多，但是多而难精，对医疗行业，我比较陌生，更没有具体深入研究过这一行业。2018 年春节前夕，当同乡前辈夏子金先生邀请我配合他重写《民营医院这些年》一书时，我开始有点诚惶诚恐，很想参与，又担心写不出来、交不了差。后来，夏院长明确地告诉我，他在心里早已打好了腹稿，已有千万言在胸，只是缺一个能快速处理文字的帮手。听到主要章节由他亲自主笔后，我就心安理得地参与了进来。

夏子金先生是湖北黄冈籍人士在广州创业成功的代表性人物，他在年富力强之时从部队医院院长的位子上毅然下海，从办专科门诊起步，呕心沥血二十五年，缔造了一个在全国五大城市分布、拥有七家医院的紫荆医疗集团，在民营医疗行业具有一定的知名度与影响力。令人敬重的是，他还拥有一颗大爱之心，从 2009 年开始，他积极为民营医院的发展鼓与呼，在繁重的工作之余，认真总结行业发展经验，于 2010 年首次出版了《民营医院这些年》一书，开民营医院研究之先河。态度严谨的夏院长对 2010 年版的书内容并不满意，这里面有主观和客观的原因，因此在本次修订再版中，内容更新率达到九成以上，实际上是重新创作，只是沿用原来的书名而已。

正是有这样的决心，夏院长在写作过程中极为勤奋，出差之余在 iPad

上写作；早上六点起床写到八点再去办公室；节假日或外出疗养期间，他都坚持写出数千乃至上万字。其间，我记得他还不小心丢失了一次文档，只好从头再来。就这样大约花了八个月的时间，洋洋洒洒十几万字的书稿得以完工。我们又花了大约两个月时间进行讨论、提炼、归纳、删减和修订，最终在 2019 年 4 月底定稿。

回想起这段写作经历，我觉得，对事业繁忙的夏院长来说，是一次挑战，对我来说，是一次深刻的学习。夏院长不仅有创办民营医院的魄力，更有丰富的医院管理能力，其文字功底和思想表达能力也非常强。更重要的是，他坚持不懈的干劲和严谨认真的写作态度，让我深深意识到：一个人的成功绝不是偶然的！

因为这本书，与同乡前辈夏子金先生有幸结缘，让我这个外行人开始熟悉医疗行业，开始在这个领域由"多而不精"向深耕细作转变，再次感谢他！

李苑立

2019 年 7 月 26 日于五羊城